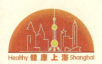

上海市健康科普专项计划（项目编号JKKPZX-2024-B03）

"主动健康 肺同寻常"
胸部重大慢病的全流程心肺护航科普系列工程

胸部重大慢病科普丛书

心血管疾病科普问答

刘士远 ● 主审　　范 丽 ● 主编

复旦大学出版社

感谢海军军医大学第二附属医院（上海长征医院）科普人才扶持计划领征人才项目、中华医学会放射学分会青年学组对本系列丛书出版的大力支持

编 委 会

主　审　刘士远

主　编　范　丽

副主编　李小虎　李　东

编　委（按姓氏拼音排序）

　　　　白亮彩　兰州大学第二医院
　　　　陈　伟　昆明医科大学第一附属医院
　　　　范　丽　海军军医大学第二附属医院
　　　　高　飞　山东第一医科大学附属省立医院
　　　　郭春杰　吉林大学第一医院
　　　　郭　钒　空军军医大学第一附属医院
　　　　侯唯姝　安徽医科大学第一附属医院
　　　　黄子星　四川大学华西医院
　　　　郎　宁　北京大学第三医院
　　　　李春媚　北京医院
　　　　李丹燕　南京大学医学院附属鼓楼医院
　　　　李　东　天津医科大学总医院
　　　　李霄麟　海军军医大学第二附属医院
　　　　李小虎　安徽医科大学第一附属医院

刘　衡	遵义医科大学附属医院	
刘士远	海军军医大学第二附属医院	
孙　安	海军军医大学第二附属医院	
万欣怡	海军军医大学第二附属医院	
王怡宁	北京协和医院	
杨文治	上海交通大学医学院附属瑞金医院	
张　璋	天津医科大学总医院	
赵　韧	安徽医科大学第一附属医院	
周秀秀	海军军医大学第二附属医院	
朱　正	中国医学科学院肿瘤医院	
祝因苏	南京医科大学附属肿瘤医院（江苏省肿瘤医院）	
邹　勤	四川省医学科学院四川省人民医院	

绘　图　戈凯汝　西门子医疗系统有限公司

序

  心血管病是威胁我国人民生命和健康的重大公共卫生问题。我国心血管病尽管从1990年到2022年死亡率下降了32.4%，但是其死亡率仍在（91.8～352.9）/10万，高居我国慢性病死亡之首。心血管疾病主要包括冠状动脉粥样硬化性心脏病（简称冠心病）、心肌病、瓣膜病、心力衰竭和心律失常等，其中冠心病最为主要。在心血管病事件发生之前，通过控制吸烟、高血压、血脂异常和糖尿病等危险因素可以有效延缓或避免心血管事件的发生。

  "主动健康，肺同寻常"是海军军医大学第二附属医院范丽教授团队依托国家重点研发项目，开展的胸部重大慢性病全流程心肺护航科普系列工程，是聚焦心血管疾病、肺癌和慢性阻塞性肺疾病的系列、系统的多种新媒体形式科普项目。科普问答丛书聚焦公众关心的胸部重大慢性病的问题，通过一问一答的形式进行科学知识的普及。

  范丽教授带领团队在积极进行各种科普宣传、社区筛查和主动送健康给居民活动中，不仅让上海乃至全国公众从中了解心血管疾病的危害和预防管理策略；而且在此基础上，组织多学科专家编写了心血管疾病知识问答，本书内容涵盖了心血管疾病上下游各方面的医学知识和保健知识，通俗易懂，深入浅出；采用一问一答的形式，还配了生动的漫画插图，便于读者轻松阅读、理解和掌握。相信本书对于加强心血管疾病的科学知识普及，让公众进一步了解心血管疾病的合理化管理"防筛诊治管"全流程，降低发病率、病死率，提升生活质量都具有重要意义。希望广大心血管疾病患者、高危人群以及医、患朋友能从本书中获益。

刘士远
2024 年 8 月

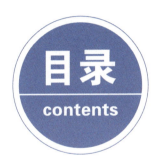

一	定义与检查方法篇	....	001
二	冠心病篇	....	027
三	先天性心脏病篇	....	045
四	心律失常篇	....	055
五	心力衰竭篇	....	067
六	心脏瓣膜病篇	....	077
七	心脏肿瘤篇	....	087

一

定义与检查方法篇

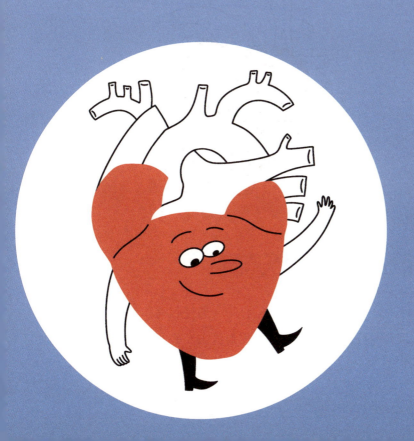

1. 心脏是由什么构成的?

答: 心脏就像是一栋二层小楼,两户人家合建的双拼别墅,共 4 个房间。其中左边的那户叫左心,右边的那部分叫右心。楼上的房间叫"房",楼下的为"室"。心脏主要由 2 个心房和 2 个心室组成,心房之间有房间隔,心室之间有室间隔,房室之间由房门(即瓣膜)隔开。此外,心脏也是由墙壁(心肌)、房门(瓣膜)、水管(血管)和电路(传导系统)4 个部分构成的。

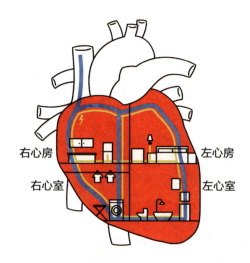

2. 心脏的主要功能有哪些?

答: ❶ 通过泵血促进血液循环:心脏会通过收缩和舒张,来促进血液的泵出和回流;即左心室收缩使得血液由左心室流出,经过主动脉及其分支逐渐流入各路分支,从而抵达全身各个部位的毛细血管,然后再通过静脉回流最终汇总后流入右心系统,右心室收缩泵出血液进入肺循环最后再汇入左心系统完成血液循环。

❷ 给身体器官供血:通过心脏带动的血液循环将血液流通到身体的各个部位,给身体的各个器官补充充足的营养和氧气,并带走二氧化碳。

❸ 内分泌功能:心脏还有一定的内分泌功能,可以通过分泌心房钠尿肽等维持心脏的功能。

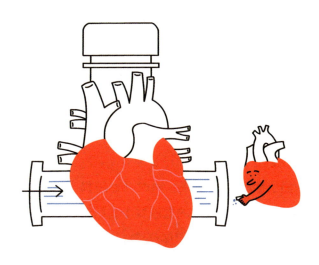

3. 常见的心脏病包括哪些疾病?

答:❶ 结构性心脏病:即心脏的结构出现了问题,主要包括瓣膜病和先天性心脏病等。如常见的瓣膜病可以由风湿性心脏病引起,具体是指由于风湿热活动累及心脏瓣膜而造成的心脏瓣膜病变。表现为瓣膜狭窄和/或关闭不全。轻者出现心悸气短,活动后喘促、疲劳、乏力、咯血等左心功能不全症状;重症者出现头昏、心绞痛、心律失常甚至晕厥、猝死症状;晚期出现呼吸困难、咳嗽、咯血等左心功能不全症状。先天性心脏病,指在胚胎发育时期由于心脏及大血管的形成障碍或发育异常而引起的解剖学结构异常,或出生后应自动关闭的通道未能闭合(在胎儿属正常)的情形。少部分先天性心脏病在5岁前有自愈的机会,另外有少部分患者畸形轻微、对循环功能无明显影响,而无须任何治疗,但大多数患者需手术治疗校正畸形。

❷ 冠心病:是冠状动脉(简称冠脉)发生粥样硬化病变而引起的血管腔狭窄或阻塞,造成心肌缺血、缺氧或坏死而导致的心脏病。风险因素有:家族史、高血压、血脂异常、超重/肥胖、高血糖/糖尿病。表现为胸痛、心悸、呼吸困难等。

❸ 高血压性心脏病,由于血压长期升高,左心室长期处于超负荷状态,因代偿而逐渐肥厚、扩张。同时高血压损害冠状动脉血管,发生动脉粥样硬化,使供应心肌的血液减少。两者联合作用,会导致心律失常、心绞痛、心肌梗死和心力衰竭等。

❹ 心肌病:主要包括肥厚性心肌病、扩张性心肌病、限制性心肌病及其他少见的心肌病。大多数具有一定的遗传倾向,如果患者有心力衰竭症状需要排除该类疾病。

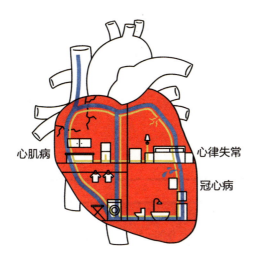

4. 心脏病有哪些检查方法?

答:常见影像学检查方法有:心电图、超声心动图、心脏CT、心肌核素显像和心脏磁共振成像(MRI);实验室检查方法包括各种生物学标志物,如天门冬氨酸氨基转移酶、肌酸激酶及其同工酶、乳酸脱氢酶、α-羟丁酸脱氢酶、肌钙蛋白、肌红蛋白等。冠心病诊断的"金标准"是冠脉造影检查。

5. 心电图在心脏病的诊断中有什么价值?

答:心电图是检查心电活动最常用的检查方法,包括普通心电图和动态心电图。心律不齐、期前收缩、急性心肌梗死等疾病都伴随着心脏电活动的改变,但有些疾病在发作期可能心电有所改变,而缓解期心电完全可以恢复正常。动态心电图 24 小时内可连续记录多达 10 万次左右的心电信号,能够发现常规心电图检查不易发现的心律失常和心肌缺血。

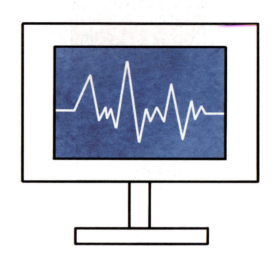

6. 听说心电图检查有动态和常规检查,两者有什么区别?

答:心脏存在问题时,需要通过相关检查才能了解清楚具体的原因,而在临床上常见的检查有心电图。说起心电图很多人都不陌生,甚至很多人在体检时都会做此项检查。但大多数人不知道心电图和动态心电图有什么区别,甚至有人疑惑这两种检查哪种比较好,其实这两种检查各有各的优点。

7. 什么是心电图？

答：心电图是指利用心电图机从身体表面记录心脏每一心动周期所产生的心电活动变化，可以简单地理解为心电图就是身体躺在床上，医生将各种导线连接在手上、脚上和身上，并且用机器拉取记录，根据记录来进行分析，从而判断是否存在心律失常、心肌梗死、心肌缺血以及心室扩大等情况。一般来讲，心电图操作方便，检查结果快，在临床上应用比较广泛，特别是患者有心悸、胸闷、胸痛等症状时，可以通过心电图来判断是否存在器质性疾病，心电图在判断心脏病方面有着重要的意义。

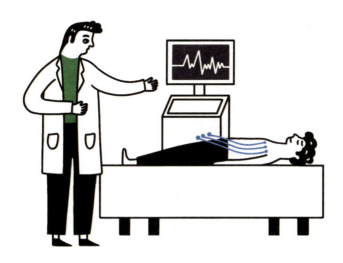

8. 什么是动态心电图？

答：动态心电图在医学上是指通过动态心电图仪器连续记录患者一天当中 24 小时的心电活动过程，再通过计算机来进行分析处理。相对来讲，它更容易发现心电图检查不出来的心律失常和心肌缺血，在临床上也提供着重要的客观依据。动态心电图和普通心电图最大的区别在于时间长短。动态心电图可以连续记录 24 小时的心电活动，而心电图只能记录当时那一瞬间的心电图，两者有着一定的区别。

9. 心电图和动态心电图哪种好？

答：可能有人疑惑，心电图和动态心电图到底哪种比较好，自己在需要时要做哪种检查？其实需要做哪种检查是因人而异的。如果只是单纯的体检或者需要即时判断心肌缺血、心律失常的情况，只要做普通心电图就能得到结果。但如果在做普通心电图后存在异常或者没有发现异常，但总感觉身体不舒服，就可以做动态心电图来了解具体的原因。了解清楚它们之间的区别，并根据自己的需要选择相应的检查。但不管做哪种检查都有其相应的注意事项，提前知晓注意事项并按要求做好相关的准备，才能避免检查结果受到影响。

10. 经常做心电图检查对人体有没有伤害？

答：心电图检查不会对人体造成伤害。心电图是利用心电图机从体表记录心脏每一心动周期所产生的电活动变化图形的技术。人和其他任何生物，心脏存在必须的电活动，而心电图机实际上是一种记录仪器，通过电极片与人体连接，记录心脏产生的这种微弱的电活动。因为这种电活动产生的信号太小，需要心电图机把它放大，并且经过"过滤杂波"的功能，最终呈现给医生一份清晰的心电图。所以说，心电图机实际上是一个记录人心脏电活动的仪器，而不会对人体有任何的干预。因此，心电图检查是一种"无创"的检查操作。

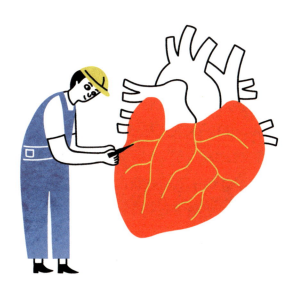

11. 怀疑心脏病有必要做抽血检查吗?

答：对于心脏病患者来说，可以通过抽血检查来提示有无心肌梗死等心脏疾病；所以抽血检查对于有急性胸痛、心前区疼痛等心脏不适情况是很有必要的。一般会检查以下几项。

❶ 检测心肌梗死的标记物，包括肌钙蛋白、肌红蛋白和肌酸激酶、肌酸激酶同工酶等几项检查。

❷ 肌钙蛋白：可提示心肌是否存在缺血、损伤或坏死。

❸ 脑钠肽（BNP）：可用于确定是否存在早期心功能不全的表现。

❹ 同型半胱氨酸：对于高血压导致的心脏病患者，容易合并高同型半胱氨酸血症，所以应检查同型半胱氨酸并确定是否处于正常水平。

❺ 其他：若患者是由于糖尿病继发冠心病，需确定血糖以及糖化血红蛋白等糖尿病相关的监测指标，还需要评价胰岛素以及C肽的情况。若患者存在心肾综合征，则需抽血进行肾功能检查。另外，还需进行尿检以确定尿液中是否存在蛋白、潜血，并评价肾脏的浓缩稀释功能是否正常。

12. 心脏彩超检查能够诊断哪些心脏病?

答：心脏彩超可以检查出很多心脏病，大致可以分为以下几种。

❶ 心脏瓣膜性疾病。心脏彩超对于很多瓣膜性疾病的诊断,甚至可以说是经典"金标准"式的诊断水平。这里说的瓣膜性疾病,包括二尖瓣狭窄、二尖瓣关闭不全、主动脉瓣狭窄、主动脉瓣关闭不全等。这些疾病往往做心脏彩超就可以明确诊断。

❷ 先天性心脏病。先天性心脏病中,有一些是瓣膜性心脏病,但有些也不是,比如说房间隔缺损、室间隔缺损、动脉导管未闭、法洛四联症、大动脉转位、三尖瓣下移畸形等疾病。这些疾病也可以通过心脏彩超加以诊断并指导后期治疗。

❸ 明确心功能。心脏彩超在现代医学中另外一个很大的现实作用是明确心脏功能,比如说一个患者胸闷、憋气,医生怀疑他有心力衰竭。那这个时候第一个想到的检查手段就是心脏彩超,而心脏彩超最终对于心功能的判定也会是医生诊断心力衰竭的重要依据。所以说,明确心脏功能,心脏彩超真的是不可或缺的检查手段。

❹ 心肌病。心肌病主要有3种,也就是肥厚性心肌病、扩张性心肌病和限制性心肌病。心脏彩超对于这些疾病都能给予明确的诊断。

❺ 高血压。说到高血压,人们一般会想到用血压计测量血压来诊断。但是,对于有些平时不量血压的人来说,其实心脏彩超也有提醒他们应该关注血压的作用。在临床上也遇到过不少高血压患者是做完心脏彩超之后,才知道自己的血压已经高了很长时间的。而高血压的心脏彩超表现有室间隔增厚、左心室壁增厚、左心房增大、左心室舒张功能减低等表现。所以说,心脏彩超检查也可以间接诊断

或高度怀疑高血压。

❻ 协助诊断冠心病。提到冠心病的诊断，稍微有些医学常识的朋友就会说，诊断冠心病靠的是心电图、冠脉计算机断层摄影血管造影术（coronary computed tomography angiography，CCTA）、冠脉造影，跟心脏彩超没关系，或者说心脏彩超诊断不了冠心病。这种理解其实是片面的。心脏彩超在某些特定情况下，可以协助诊断冠心病。比如说心脏彩超里关于"室壁节段性运动异常、运动幅度减低"等描述，其实都是冠心病的间接诊断依据，可以根据这些表现怀疑患者有冠心病，甚至心肌梗死，然后再建议患者完善冠脉造影等影像学检查。所以说，心脏彩超可以有助于诊断冠心病。

❼ 心包疾病。人类的心脏肌肉外面还有一层膜叫心包。心包疾病行心脏彩超检查也可以有助于诊断，比如说心脏填塞、缩窄性心包炎。不说别的，就说心包积液这种临床上最常见的心包疾病，一般做个心脏彩超就能明确诊断。相对少见的心包疾病，心脏彩超也可以给予明确诊断。

其实，除了上述 7 种疾病，心脏彩超还可以诊断心脏肿瘤、主动脉瘤、川崎病、胎儿心脏早期筛查等。可以说，心脏彩超用处多多，大家即使是平时体检都可以考虑定期查一次心脏彩超，尤其是心血管疾病的患者，更应该定期检查。

一、定义与检查方法篇

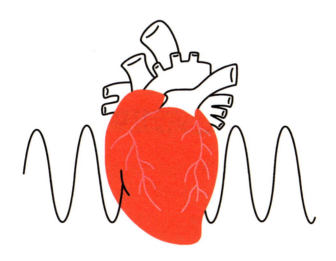

13. 常规体检有没有必要做心脏彩超？

答：心脏彩超可以动态地显示心脏结构，由于它采用超声波回声的方式，因此对人体没有伤害。对于无临床症状的体检患者，建议没有做过心脏彩超者，可以行一次心脏彩超检查，以除外先天性的心脏或大血管结构异常；对于 40 岁以上的人群，建议纳入年度体检计划。而对于患者出现如下症状者，建议进行心脏彩超检查：①头晕、头痛、胸闷、呼吸困难等；②体检发现双下肢水肿、心脏杂音等；③心电图、胸部 X 线显示异常，如心律失常、心影大等；④高血压、心律失常等心血管疾病需要评估心脏功能等；⑤重大手术之前，严重外伤之后等；⑥先天性心脏病（室间隔缺损、动脉导管未闭、肺动脉狭窄等）；⑦心脏瓣膜病(风湿性、老年退行性);⑧心脏术后,诸如:心脏支架植入术后、心脏瓣膜置换术后、先天性心脏病修补术后等;⑨心肌病、心肌炎等。

14. 胸片检查能够诊断心脏病吗?

答:能,但效果有限。胸片就是人体胸部不同脏器及结构的投影,医生能够通过胸片来观察心脏的影子是否增大,心脏正常结构的影子是否存在、是否增大,能够提供一定的信息。但是,如果要确定存在问题的严重程度,需要更为细致的检查。

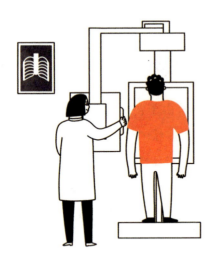

但是,胸片也具有其难以取代的优势,比如成像快速、价格低廉、心肺兼顾、有助鉴别。胸片不仅可以判断心脏的改变,还可以通过胸部其他器官的表现来间接反映心脏功能的情况;或者某些症状虽然极可能是心脏病变引起,但也可能是肺部病变引起,胸片能够进行简单、便捷的鉴别诊断;同时可以在很大程度上辅助临床医生判断植入物位置是否正常。

15. 胸片检查辐射大吗？对人体是否有损害？

答：胸片辐射剂量相对较小，一般认为是相对安全的检查方法。在拍摄过程中，人体接收到的辐射剂量通常在 0.1～0.2 毫西弗（mSv），相当于自然辐射的几个月或是在国际航班上的辐射暴露。

以香蕉举例，吃一个香蕉大概是 0.1 微西弗（μSv），而乘坐 1 小时飞机，大概相当于吃了 40 根香蕉，而拍摄一次胸片，相当于吃了 1000～2000 根香蕉。当然，在拍摄时，放射科技术人员也会对患者进行保护，以减少其他部位辐射的影响。

不过，任何剂量的辐射都有潜在的风险，因此在使用任何医学成像技术之前，医生都会根据患者的病情和医疗需要，确保辐射暴露在风险和益处之间得到平衡。如果患者担心辐射剂量的问题，可以与医生进行讨论，以了解更适合患者的检查。

16. 心脏 CT 检查能够诊断哪些心脏病？

答：心脏 CT 检查以无创、经济、便捷、直观、准确等优点，逐渐得到普及，成为当下较常用的心脏大血管病变的检查、评估的无创性手段。

心脏 CT 检查主要应用于以下心脏病。

❶ 冠心病：心脏 CT 能够较准确、直观地显示心脏冠状动脉的管腔狭窄情况，以及引起狭窄的斑块，并可分析斑块成分，评估斑块风险等。结合 CT 的功能分析后处理技术，还可以获得更多的功能数据，如冠脉血流储备分数等，为判断心肌缺血等提供更多参考数据。

另外,对于冠脉支架置入术后的支架畅通情况,以及心脏搭桥术后的桥血管通畅情况的评价方面,心脏 CT 检查也是最为经济、准确的检查手段。

❷ 先天性心脏病:心脏 CT 可以较准确、直观地显示心脏各房室及相连血管的结构、位置关系,对心脏彩超是一种有益补充,尤其是复杂先天性心脏病的术前 CT 检查就更为重要,它可以准确评估心脏之外的大血管病变。

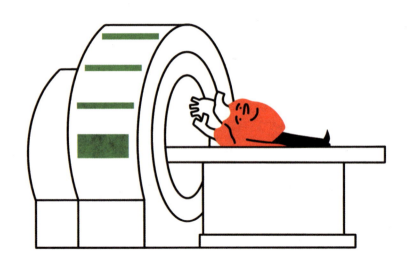

17. 在进行心脏 CT 检查时,需要提前做哪些准备?

答:首先,要了解心脏 CT 检查的适应证和禁忌证。严重甲状腺功能亢进未治愈是 CT 增强扫描的绝对禁忌证,所以不能做心脏 CT 检查。肾功能不全、肝功能不全、严重心功能不全、肺功能不全、妊娠、有药物过敏史、哮喘、过敏体质、身体虚弱及高龄患者为相对禁忌证，应根据临床需求谨慎选择。心脏起搏器植入者、冠脉支架植入者均可以做心脏 CT 检查，仅有导丝或支架周围的少许伪影，影响不大。糖尿病服用二甲双胍者，如果肾功能不全检查前后都应停药 48 小时。另外，检查前需要禁食 3～4 小时，避免万一发生不良反应时呕吐物窒息。对于严重心律不齐和屏气无法配合的患者也具有一定的禁忌，需要检查前进行调整和训练。

18. 心脏 MRI 检查的作用和优势是什么？

答：心脏由于跳动时的复杂运动、血液无规则的流动、呼吸运动、心腔壁较薄以及周围脂肪较多等诸多因素的影响，很长时间以来磁共振对心脏的检查都受到较大的限制。近些年出现的一些新技术，如黑血技术、白血技术、心肌标记技术、心肌灌注与延迟增强、冠脉成像、相位对比技术、心肌波谱技术、T_1 Mapping 技术等，使得心脏 MRI 逐渐成为国际公认的评估心脏结构和功能的"金标准"，在缺血性心脏病、心肌病、瓣膜性心脏病、先天性心脏病及心脏肿瘤的诸多领域的诊断、治疗及随访中发挥着日益重要的指导作用。除具有与超声心动图和 CT 等类似的层面成像技术外，良好的组织分辨率能三维立体清晰显示心脏的解剖结构、实时运动、血流和心肌组织特征，对各类缺陷和非缺血性心肌病的病因诊断、危险度分层和预后判断具有一站式检查的功能。

19. 进行心脏 MRI 检查时有哪些注意事项？

答：对于将接受心脏 MRI 的患者，在检查前，医务人员都会与患者及其家属沟通，请受检者及其家属配合，并签署相关知情同意书。

具体注意事项如下：

在预约时，工作人员会询问是否怀孕、是否有 MRI 检查禁忌证（如幽闭恐惧）、体内是否有电子植入物（如心脏起搏器）等。标记了 MRI 兼容的电子植入物，且经过主管医生对电子植入物进行调设后，才能进行 MRI 检查。体内有非 MRI 兼容电子植入物的受检者，不建议行 MRI 检查。对于留置冠脉支架、金属内固定器的受检者，需要提前告知医务人员，是可以进行 MRI 检查的。

❶ 检查医生不做特别要求的情况下，受检者在检查前可以正常饮食及服药。

❷ MRI 检查需经静脉注射含钆对比剂，这样有助于心脏病的诊断。目前研究表明，磁共振对比剂具有良好的耐受性，很少发生全身不良反应，偶有轻微的局部反应。检查前医生会评估患者的肾功能，重度肾功能不全[肾小球滤过率＜30 毫升/(分·1.73 米^2)]的患者不宜注射含钆对比剂。受检者需告知医生是否有过敏史，如有过敏史，使用磁共振对比剂也需慎重。

❸ 受检者按要求更换医院提供的 MRI 检查服装，不佩戴眼镜、耳环、项链、发夹等可能含有金属的配饰。

❹ MRI 检查时会在患者胸前张贴 MRI 兼容电极片，需要受检

者提前清洗前胸皮肤，对于胸前有体毛的受检者，需提前刮剃体毛。

❺ 在 MRI 检查过程中会要求受检者憋气，每次 10～15 秒。检查前医务人员会指导受检者进行呼吸训练，具体为：吸气-呼气-憋住；对于部分呼吸配合不佳的患者，需要家属帮助多次进行呼吸训练，让受检者能够配合。

❻ MRI 检查时间相对较长，一般 30～60 分钟。受检者躺于检查床上，需要保持检查体位。工作人员会给受检者佩戴隔音耳机，降低检查过程中机器声响。检查过程中，医务人员可以通过受检者心电、呼吸，监测患者生命体征，也会与受检者进行沟通；受检者如感身体不适，也可以通过呼叫器与医务人员沟通。

❼ 检查完毕后，医务人员会帮助受检者拔出电极片、离开检查床台。因注射对比剂，受检者仍需留观 20 分钟左右，在无身体不适后，医务人员会拔出静脉留置针，受检者可以离开检查室。

20. 心脏 MRI 是不是最好的心脏影像检查方法？

答：对于医学疾病的影像学检查，并不提倡说某一种检查方式更好更优，而是提倡多种影像学检查联合应用。对于心脏病的患者，需要多种技术相互配合，逐层筛查，每种技术可以给出关于疾病有提示意义的诊断线索，综合这些线索，才可以获得真相或更接近真相。比如，心脏超声就是公认的心脏病一线检查手段，通过超声的筛查可以获得是否是瓣膜疾病、先天性心脏病，心功能评价等信息；心脏 CT 一般是做冠脉检查，可以评价是否有冠脉狭窄、狭窄程度，明确是否是冠心病，当然也可以评价是否是复杂先天性心脏病等。

心脏 MRI 检查是一种无创的成像技术，具有良好的软组织分辨率，扫描视野较大，并且可获得心脏多切面的图像，可以显示心脏的各个部分（包括心室、瓣膜和心肌）以及它们的工作情况——包括血液的流动情况，有利于更加立体、全面的观察心脏的整体结构、运动功能以及组织特征改变。因此，进行心脏 MRI 检查可以对心脏结构、功能和疾病进行综合分析，从而明确一些其他检查无法明确的心脏病，如某些胸痛、呼吸短促或晕厥；心脏异常增大、心肌增厚；心力衰竭；心肌损伤、炎症、浸润和感染；心脏瓣膜疾病，包括瓣膜关闭不全、瓣膜狭窄和人工瓣膜；冠心病；心脏中异常的铁沉积；主动脉撕裂、狭窄、扩张或炎症；心包疾病；心脏肿瘤和其他肿块；以及先天性心脏问题等心脏病的诊断及鉴别诊断。心脏 MRI 与心脏超声和心脏 CT 相比，更侧重于心肌组织特征的评价，根据心肌病变的特征影像学表现，来推测心肌病变的原因。

21. 担心心脏 CT 的辐射作用，可以使用超声和磁共振扫描代替吗？

答：冠脉 CT 需要使用 X 线进行成像，因此会有一定的辐射暴露。但是，目前的冠脉 CT 技术已经非常先进，辐射剂量已经得到控制和优化，辐射剂量相对较低，一般不会对人体造成显著的伤害。此外，冠脉 CT 检查的好处在于可以提供准确的冠脉影像，有助于早期发现冠脉疾病。

如果仍然担心冠脉 CT 的辐射，可以考虑使用超声心动图和 MRI，两者均是无辐射的检查方法，超声适用于评估心脏结构和功能，但在冠脉疾病诊断方面不如冠脉 CT 准确，并且较依赖医生的操作经验。MRI 可以提供三维冠状动脉影像，但是由于其时间和成本较高，并且对患者的心率及呼吸要求较高，一般情况下不作为常规筛查方法使用，而作为有碘对比剂禁忌证患者的辅助检查手段。

因此，不同影像学检查各有优缺点，决定使用哪种成像技术取决于医生对患者病情的评估和对各种成像技术优缺点的了解。

22. 核素心肌灌注显像对人体有辐射吗？

答： 核素心肌灌注显像又称为心肌灌注显像，是一种利用核素检查心肌的血流灌注情况的影像学诊断方法，具有简单、诊断准确性高的特点，心肌灌注显像可以直接地判断心肌是否存在缺血，对于判断冠心病或者是心肌梗死等都有重要的意义。核素心肌灌注显像所应用的显像剂是带有辐射的，但是辐射的剂量非常小，是在正常人体能够承受的范围之内。在进行核素心肌灌注显像后，可遵照医生的指示多喝水、多排尿，显像剂可以通过肝脏、胆囊和肾脏排出，不会对人体组织器官造成损伤。

23. 核医学在心脏病诊断中有哪些应用？

答：核医学是一门交叉学科，其通过利用放射性核素标记的示踪剂，从不同的角度来反映心肌的血流分布以及代谢情况，以其无创、无痛及直观等优点在临床上被广泛应用，在心脏疾病的诊断、治疗、预后判断等方面占有重要地位。核医学检查在缺血性心肌病的诊疗中是一项不可或缺的检查技术。当面临不明原因胸痛、运动引起的心绞痛、气短、胸闷、心脏支架术后心肌血流再评估等情况时，可结合临床医生的建议，选择核医学检查，从而进一步优化诊疗决策。此外，通过利用不同的示踪剂核医学设备还可检查出如心肌病、心律失常、心力衰竭等不同心脏病。

24. PET－CT可以诊断心肌缺血或梗死吗？

答：完全可以。

PET－CT使用的多种示踪剂具有不同的诊断价值。比如$^{13}N-NH_3$（氮13－氨水）是观察心肌血流分布情况的，可以发现心肌供血不足的心肌区域。$^{18}F-FDG$（氟代脱氧葡萄糖）则是用来观察心肌代谢状态的，简单说就是，可以敏锐地发现已经死亡、没有活力的心肌区域。两者结合也就是所谓的灌注/代谢成像，可以精准地发现并计算缺血/梗死心肌区域，这些心肌还能不能救？是完全死亡了，还是缺血但存活？可以对梗死或缺血区面积及预后进行精准评估，有效协助临床医生制订个性化治疗策略。

25. 采用核医学检查心脏有哪些注意事项？

答：首先，这项检查的辐射剂量较小（大约 6 毫希沃特），所注射的同位素示踪剂半衰期约 6 小时，因此患者无需紧张焦虑。其次，检查当天要求清淡饮食。检查前不要喝咖啡、茶等影响心率的食品或药品，检查前戒烟 48 小时。再次，检查时需要患者的配合，建议穿着舒适宽松衣物，当天不要在皮肤上涂化妆品，不要穿戴珠宝及金属挂件以免产生伪影。注射示踪剂后，患者应在休息区休息 1.5 小时，在 30 分钟时需要适当喝些牛奶，目的是促进胆道内药物的排出，以提高心肌显像的图像质量。如存在一些基础病史应提前向医生报告，如陈旧性心肌梗死、过敏史、哮喘、慢性阻塞性肺疾病、糖尿病等。孕妇及哺乳期妇女慎做该项检查，虽然检查的辐射剂量在安全范围内，但应谨遵医嘱避免对胎儿的影响。

26. 核医学的心脏负荷检查是什么？

答：这里有两个概念，"核医学"和"负荷"。

核医学虽然有一个"核"字，但辐射源并不是检查设备，而是注射进患者体内的放射性示踪剂。设备具体包括单光子发射计算机断层成像（SPECT）和正电子发射型计算机断层成像（PET），可进行的心脏检查项目主要有 SPECT/CT 静息（负荷）心肌灌注显像和 PET/CT 心肌代谢显像（评价存活心肌的"金标准"），那么什么是心肌负荷显像呢？

有的冠心病患者在休息时完全没症状,好像心功能完全正常,但在运动时可出现胸痛、胸闷等症状,如上两层楼就累得气喘吁吁,跑两步路就需要蹲下大口喘气。这种"安静状态下没症状"的假象,其实是由于冠状动脉血流具有很强的储备能力。即使有冠心病患者,在静息状态下冠状动脉仍可维持心脏的基本血氧供应,很难检测出心肌缺血。此时就需要借助心脏负荷检查来进行诊断,这个"负荷"就是诱发心脏高强度的运动状态,形象地说,就是让心脏背上点重物来看它能不能行。产生"负荷"的方法主要有运动负荷(踩平板车)、药物负荷(腺苷或三磷酸腺苷等药物)。在这种冠状动脉最大充血状态下进行检查,可以更加客观地评价冠状动脉缺血情况,因此核医学的心脏负荷检查是临床发现心肌缺血的可靠方法。

27. 心肌灌注显像包括负荷心肌灌注显像和静息心肌灌注显像,我们该如何选择?

答:心肌灌注显像的基本原理是通过注射可被心肌细胞摄取的显像剂(一种放射性核素),再通过核医学显像仪器探测显像剂在心肌的摄取程度与分布。显像剂的摄取和分布与心肌血流量呈正比,并与心肌细胞的活性密切相关。心肌缺血、损伤或坏死时显像剂摄取减低甚至缺失。

静息心肌灌注显像是在患者安静状态下进行的心肌灌注显像检查。负荷心肌灌注显像是患者在医生指导下进行一定程度运动后,或者注射药物以达到增加心脏负荷情况下进行的心肌灌注显像检查。心肌缺血的诊断通常应进行负荷心肌灌注显像和静息心肌灌注显像并进行对比,若负荷心肌灌注显像正常,可不再进行静息心肌灌注显像。

28. 经食管超声的检查有风险吗?

答:经食管超声的检查过程和胃镜有些相似,经食管超声检查的风险很小,发生率也低。常见发生的并发症有:恶心、呕吐或呛咳;咽部黏膜损伤、血痰;黏膜麻醉剂过敏反应。比较严重的并发症有:严重心律失常;食管穿孔、出血或局部血肿;其他意外,如心肌梗死、急性心力衰竭、休克或大出血等。

一般情况下,上述常见的并发症较轻,不需要特殊处理,严重并发症的发生率极低。

二

冠心病篇

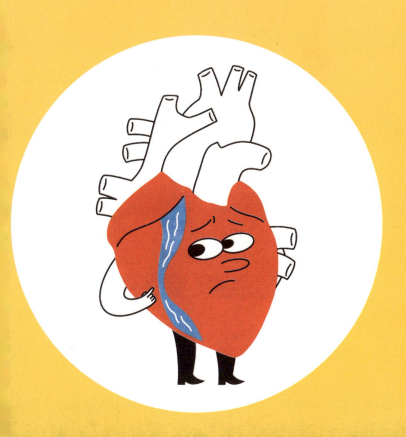

29. 什么是冠心病？

答：冠心病是冠脉发生粥样硬化病变而引起血管腔狭窄或阻塞，造成心肌缺血、缺氧或坏死而导致的心脏病。冠心病是严重危害人类健康的常见病，近年来发病率节节攀升。导致冠心病的原因很多，与生活习惯和饮食方面的改变有很大关系。随着人民生活水平的提高，高血压、糖尿病、肥胖、吸烟、缺少体力活动以及工作压力增加等，均是导致冠心病的高危因素。

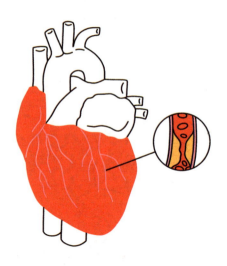

30. 我有多年高血压病史，是不是一定会得冠心病？

答：不一定。

有高血压不一定就会得冠心病,如果在发病早期通过口服降压药,使血压控制在正常范围之内,一般不会导致病情恶化。虽然高血压、糖尿病等是冠心病风险因素,但并不等于所有冠心病患者都有这些因素存在,实际上没有任何危险因素的人发生冠心病甚至急性心梗的例子并不少见。如果在用药期间私自减少药量或者是停止用药,可能会导致血压骤然升高,严重者可能会导致心脏病或者肾功能衰竭发生。

31. 冠心病有哪些值得关注的早期症状?

答:简单来说就是,如运动、劳累、激动、紧张、寒冷或饱餐时,出现胸痛、胸闷、心悸,休息后缓解;运动后头痛、牙痛;性生活、用力排便时出现心慌、胸闷;枕头低或平卧时,感到胸闷憋气,需要抬高枕头或坐起或站起来才能缓解;反复出现脉搏不齐,不明原因心跳过速或过缓等症状,应引起重视,尽早到正规医院进行检查。一旦被确诊患有冠心病,一定要尽早接受治疗。主要是应用硝酸酯类的药物、抗血小板凝集的药物和降脂类的药物进行治疗。

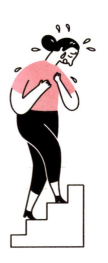

32. 怀疑冠心病可以选择哪些检查方法诊断?

答:常见的检查如下。

❶ 心电图：在不发作心绞痛时，心电图可以是正常的；发作心绞痛时，如果能做心电图，往往有心电图缺血性改变。而在动态心电图检测中，可以了解患者在 24 小时内有无缺血事件的发生。

❷ 冠脉 CT 检查：是一种无创性的影像学检查，可以从上肢静脉注入对比剂，使对比剂循环到心脏血管，从而了解冠状动脉管腔有无狭窄、钙化的情况等。

❸ 冠脉造影检查：是确诊冠心病的"金标准"。直接将对比剂注入心脏血管里，使血管显影，在射线下可以看出血管有无狭窄。冠脉造影属于介入性的有创检查。

❹ 心脏彩超检查：如果患者心肌缺血，可以做彩超发现心脏节段性运动异常，从而确诊冠心病。如果患者曾经患有陈旧性心肌梗死，做彩超时可以发现节段性室壁运动异常，心肌梗死的部位变薄，出现运动消失甚至反向运动，而周边有增强，也可以诊断患者是否存在冠心病。

33. 中年妇女冠心病多不多？

答：中年妇女冠心病的患病率明显低于男性。女性在更年期前雌激素可以起到保护作用；但更年期后，这种保护作用明显减弱，所以冠心病的患病率明显增加。经研究显示，绝经后 10 年内，女性冠心病的发病率与男性达到一致水平。

典型的冠心病表现为胸闷、胸痛等缺血性表现。但是中年妇女的冠心病表现复杂多样,表现为症状的多样性和复杂性,比如会出现背痛、呼吸困难、失眠、头晕、腹痛、腹胀、恶心、嗳气、周身乏力和精神萎靡等。由于其症状的复杂多样,因此中年妇女患冠心病很容易漏诊。据报道,近65%的女性冠心病患者存在漏诊。

34. 医生建议我做冠脉CTA检查以排除冠脉病变,冠脉CTA和冠脉造影是同一种检查方法吗?

答: 两者并非一种检查方法。具体区别如下。

❶ 方式不同:冠脉CTA为无创CT检查,是将对比剂通过外周静脉注入体内,经过血液循环后使冠脉充满对比剂,利用CT扫描,再进行三维重建,已显示冠脉及其分支。而冠脉造影为有创介入检查,一般需通过动脉置入导丝、导管,进入冠脉后,再注入对比剂使冠脉及其分支显影。

❷ 准确性不同:冠脉CTA对管腔狭窄程度的判断有一定的局限性,尤其是有严重钙化的情况,患者需要进一步做造影检查。造影检查是目前诊断冠心病的"金标准"检查,准确度高,可提供狭窄部位、程度及是否建立侧支循环等的准确信息。

❸ 适应证不同:冠脉CTA检查近似于"体检""筛查"排除冠心病,适用于冠心病初筛人群,如果未发现钙化及狭窄可基本上排除冠心病,不再继续行造影检查。而冠脉造影适用于高度怀疑冠心病,以及需明确判定血管狭窄程度的人群。

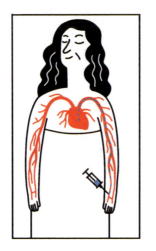
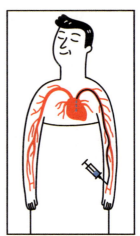

35. 冠脉 CTA 在冠心病的评估中有哪些价值和优势？

答：冠脉 CTA 是一项无创且价格较低的检查技术，可用于了解冠脉狭窄以及粥样硬化斑块的情况，还可以用于冠脉支架和搭桥术后评估。

诊断冠心病的方法主要包括冠脉 CTA 检查及 X 线冠脉造影检查。其中 X 线冠脉造影是诊断冠心病的"金标准"，但该方法采用介入手术的方式，创伤性大、风险高、价格昂贵。相比之下，冠脉 CTA 检查的优势则体现在其具有无创性、操作简单、安全性高且价格较为低廉等方面。

更为重要的是，冠脉 CTA 的阴性预测值高达 99%。冠脉 CTA

检查通过静脉注射对比剂并进行CT扫描获取图像,显示心脏及血管的整体情况,可用于评估冠脉的分布及管腔狭窄程度,显示粥样硬化斑块的位置和大小,通过CT值反映粥样硬化斑块的性质,一般将其分为钙化斑块、混合斑块、非钙化斑块,并可对钙化斑块进行钙化积分计算。此外,还可以用于患者冠脉支架术后和冠脉旁路移植术(又称冠脉搭桥术)后复查,评估支架和桥血管的情况。

36. 听说CT和介入造影都有辐射,还有其他的影像学方法能诊断冠心病吗?

答: 有。譬如超声心动图、核素心肌显像、磁共振等。

超声心动图可以对心脏形态及功能进行检查,是冠心病常用的检查方法之一。但是该方法主要用于评估心肌改变,而对于冠脉病变的评估具有很大的局限性。

核素心肌显像也是冠心病的常用检查方法,当有胸痛症状的患者做完心电图后也无法判定是否存在冠心病时,可以做此项检查。核素心肌显像可以显示患者是否存在心肌缺血以及缺血的具体部位和范围,这对冠心病的诊断有很大帮助。

除此之外,MRI检查对冠心病的诊断也有帮助。心脏MRI可以评估心肌灌注情况、心肌是否存活以及心脏的功能。冠脉MRI能够无电离辐射的观察血管形态、冠脉是否存在狭窄以及狭窄程度。

37. 得了冠心病必须要放支架吗?

答: 不一定。通过介入手术放置冠脉支架是治疗冠心病的一种常见手段,可以扩张狭窄的动脉管腔,使心肌血流灌注得到改善。对于多数冠心病患者来说,若患者病情比较稳定、冠脉狭窄的程度比较低,且没有出现急性的心肌梗死和长时间的心绞痛,则只要积极地使用药物治疗并改善生活方式就可以很好地控制住病情,维持患者的生活和生命质量,不需要考虑手术放置支架的治疗。若冠心病患者出现冠脉的明显狭窄并影响到心脏供血,出现心绞痛时疼痛程度比较严重、疼痛的时间比较长等症状,甚至出现急性的心肌梗死,则需要在专科医生的评估下,考虑放置支架进行治疗,以重塑心脏供血通道,防止病情恶化。此外,若冠心病患者合并出血性疾病、严重肝肾功能障碍等疾病,存在冠脉支架放置的相应禁忌证,也是不能进行放支架的介入治疗,需通过医生的综合评估采取有效的治疗手段。

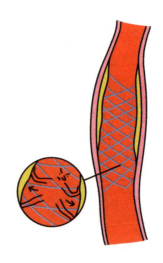

38. 我有心肌梗死的病史,已经做了冠脉 CTA 检查,医生还建议我做核素心肌灌注显像,有必要吗?

答: 对于部分冠心病患者来说,尤其是既往有心肌梗死病史的患者,除进行冠脉 CTA 检查,做心肌血流灌注显像也是非常有意义的。心肌灌注显像是一种利用核素检查的影像学诊断方法,是心肌显像中最常用的方法,也是心脏病中最重要的检查方法之一。心肌灌注显像可以直接地判断心肌是否存在缺血,对于判断冠心病或者是心肌梗死等都有重要的意义。冠脉 CTA 是一种心脏血管的检查方法,它是经静脉注射对比剂在 CT 下显影冠脉进行检查,从而明确冠脉主要血管的狭窄程度。进行心肌灌注显像的检查,可以帮助补充显示微小冠脉血管狭窄所导致的心肌缺血的程度,对于临床治疗决策的选择具有指导意义。

39. 为什么说生气的时候容易犯心绞痛?

答: 人在生气时,会出现交感神经兴奋性增加,儿茶酚胺类神经递质分泌增加,进而引起心率加快、心肌收缩力加强,从而导致心肌的耗氧量增加。若在此种情况下冠脉的供血不能相应的增加,就会导致心肌的缺血、缺氧,从而诱发心绞痛;对于部分相对健康的人群,情绪的改变也会导致冠脉血管痉挛,短暂痉挛也会引起心肌缺血,产生心绞痛。因此,如果生气后出现心绞痛等症状,要及时到医院就诊,完善相关检查,在医生指导下进行治疗。对于冠心病患者,除了积极使用药物治疗外,还应改善生活方式,控制好自己的情绪,保持心情舒畅。

40. 出现什么样的心绞痛应该尽快找医生?

答:心绞痛是冠心病的常见症状。一般心绞痛发作历时短,通过立即休息和用药就能很快缓解。但在某些状况下,心绞痛患者还是应该尽快找医生诊治:如果以往从无心绞痛的病史,第一次发生疑似心绞痛的症状时,应请专科医生进行诊断,进行相关检查,明确病因,必要时服用药物进行治疗。对于冠心病患者,若既往曾出现心绞痛症状但发作情况有改变,包括心绞痛发作的诱因、频繁程度、疼痛的性质、严重程度、历时长短以及对药物的反应等方面,也应及时找医生就诊,评估病情是否发生变化,采取必要的治疗手段。

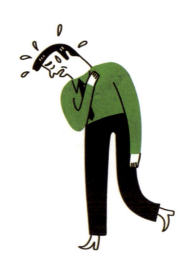

41. 心绞痛是不是都会发展成心肌梗死？

答：不是所有心绞痛都会发展成心肌梗死。

心绞痛是心脏疾病表现的一种。如果说心脏是一台发动机，那么冠脉就是这台发动机的输油管，当这条输油管道出现狭窄或堵塞时，会引起发动机故障，也就是导致心肌缺氧，进而引起胸痛或不适感。有一些心绞痛是暂时性的，休息后疼痛会缓解。但也有一些心绞痛呈持续性，这是由于冠脉的病变没有得到治疗或者发展导致狭窄程度加重或者完全阻塞，可能会导致心肌梗死。

42. 患者自己能否识别心肌梗死？

答：不能。

简单来说就是，且不说心肌梗死会有不同的表现，即便症状都是胸痛，也可能是由于不同疾病所导致的。此外，并不是所有的患者都能准确地自我识别。

心肌梗死的常见症状如下。

❶ 胸部压迫、紧缩等，也有患者反映为胸闷、胸痛等，胸痛并不一定局限于左胸，左臂、左肩、左侧颈部，甚至于背部或左上腹也可能出现。

❷ 呼吸急促或喘不过来气。

❸ 出汗、恶心和呕吐。

❹ 异常劳累或体力不足。

如果您经历过或正在经历这些症状,尤其是胸痛,应该立即就医。请勿自行用药缓解不适,因为心肌梗死是一种极其严重的医疗紧急情况,如果您怀疑自己正在经历心肌梗死,应该立即寻求急救帮助。

43. 得了心肌梗死应该就地就医还是转诊到大医院治疗?

答: 时间就是心肌,时间就是生命。

因此,对于急性心肌梗死策略的选择需要结合当地医院的医疗条件、救治能力做出正确的评估。

❶ 如果患者的发病时间<12 小时,应首选经皮冠脉介入治疗;如果当地医疗机构缺乏经皮冠脉介入治疗的能力,且可以在 2 小时内转运,则建议转诊至有条件的医疗机构。

❷ 如果当地医疗机构无法行经皮冠脉介入治疗,且无法在 2 小时内转运,则建议排除禁忌证后行溶栓治疗。

❸ 3 小时内,溶栓效果与经皮冠脉介入治疗的疗效相当。

我国目前医疗资源分布不平衡,很多地区不能开展急诊经皮冠脉介入治疗,基层医院更多进行溶栓治疗。因此,溶栓治疗在急性心肌梗死的救治中仍具有重要地位,尤其是经济不发达地区。对于这些地区需要更加早期地识别患者,贯彻实施溶栓与急诊经皮冠脉介入治疗相结合的联合早期再灌注治疗策略。

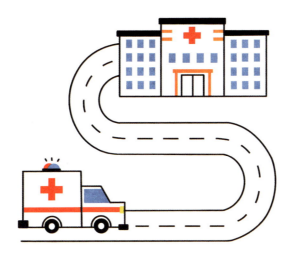

44. 急性心肌梗死的治疗方法是什么

答：早期、快速并完全地开通梗死相关动脉。

早一刻开通血管，早一刻挽救心肌。治疗的方法包括再灌注治疗、住院治疗、并发症的治疗和长期治疗。

再灌注治疗手段主要包括经皮冠脉介入治疗、溶栓治疗、冠脉旁路移植术。至于采取何种再灌注治疗策略，需要由专业的医生对患者的病情进行评估后抉择。

同时，心肌梗死患者无论是否接受再灌注治疗，均建议收住监护病房进行病情监护、治疗、专科护理，尽早启动心脏康复。

此外，心肌梗死患者可能会出现心力衰竭、心源性休克、心律失常等并发症，需要临床及时评估与对症治疗。

最后，急性心肌梗死患者出院前，还需要根据风险评估结果制订详细、清晰的出院后随访计划和指导,包括药物治疗的依从性和剂量调整、心脏康复、饮食和心理干预、戒烟计划等。

45. 急性心肌梗死患者的饮食有哪些注意事项?

答:饮食调理是控制心肌梗死后遗症的一种有效措施,那么如何做到科学饮食、平衡饮食呢?

❶ 口味清淡、营养均衡。患者平时可多吃新鲜蔬果和豆制品,饮食上多素少荤,适当摄入一些鱼、虾、瘦肉、鸡蛋等优质蛋白。不吃生冷刺激性及熏烤的食物,不喝浓茶及咖啡。忌饮酒抽烟。做菜时,少油、少盐、少调料,有助于减轻心脏及代谢器官的负担,并最大程度保留食物的原味和营养,营养均衡丰富有助于提高患者的抵抗力。尤其是要避免油炸食物,减少脂肪摄入,因为脂肪会造成血脂的上升,增加心脏的负担,还会导致血液黏稠度过高、血流变慢、血小板聚集而引发血栓。

❷ 少吃高热量食物和甜食,适当饮水。高热量食物和甜食容易加重心脏负担。另要注意适当饮用温开水,不仅可以润滑血管,防止血栓形成,而且可以预防便秘,对于心肌梗死患者来讲,一旦发生便秘导致排便过于用力,就很容易加重心脏负担,增加病情复发的风险。

❸ 食物要柔软易消化。为了有效预防和治疗肠胃功能失调,患者平时的饮食应柔软且容易消化。

❹ 保持维生素C充足,保持钠、钾平衡和摄入足够的镁。对于心

肌梗死患者来说，低盐饮食是必要的，但是如果患者体内的钾离子过于缺乏，也会对身体不利。所以保持必要的盐分摄入以保持钠、钾平衡。此外，患者还要注意摄入足够的镁，含镁的食物有小米、玉米、海带、虾米、花生、桂圆等。含维 C 的食物有红枣、西红柿、猕猴桃等。

46. 心肌梗死后应卧床休息，还是适当劳动？

答：根据病程发展时间决定：急性期 12 小时内卧床休息，保持环境安静。若无并发症，24 小时内鼓励患者在床上行肢体活动，若无低血压，第 3 天就可以在病房内走动；梗死后第 4～5 天，逐步增加活动直至每天 3 次步行 100～150 米。

提倡心肌梗死恢复后进行康复治疗，逐步进行适当的体育锻炼，有利于体力和工作能力的增进。经 2～4 个月的体力活动锻炼后，酌情恢复部分或轻工作，以后部分患者可恢复全天工作，但应避免过重体力劳动或精神过度紧张。

47. 年轻人会得心肌梗死吗？

答：会，有这种可能。随着生活、工作节奏加快，近年来年轻人急性心肌梗死的发病率逐年增多，发病年龄呈年轻化趋势。心肌梗死是冠心病致命的结果之一。虽然年轻人心肌梗死在住院率与出院存活率方面优于老年人心肌梗死，但年轻人心肌梗死对社会和家庭的影响较大，长期生存率低，而且心肌梗死后如不能有效控制风险因素，患者致死率和致残率相应增加。吸烟、高胆固醇、高甘油三酯、早发冠心病家族史是年轻人心肌梗死的危险因素。

48. 心肌梗死的患者放了支架，以后还会复发吗？

答：会，有这种可能。高龄、心肌梗死入院时心率>90次/分、肾功能不全、未坚持规律服药这些都是心肌梗死复发的高危因素。心脏支架手术的普及降低了急性心肌梗死的病死率，但这并不代表放了支架后就万事大吉。术后一般还要规律应用双联抗凝药物、心脏其他药物以及降血脂药物。这是因为病情没有得到逆转，患者依然需要通过药物进行控制，继续延缓狭窄程度的加剧，同时要健康生活、控制好"三高"（高血压、高血糖、高血脂）、定期复查，才能有效地预防心肌梗死复发。

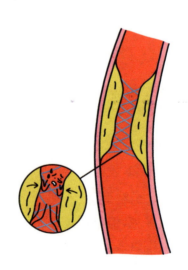

49. 装了支架以后是不是不能运动了，只能散散步？

答：不是。心脏支架的首要目的就是改善生活质量、提升运动能力。支架术后能否恢复正常生活运动取决于心功能情况、是否得过心肌梗死以及梗死面积的大小。根据目前的指南建议，支架术后患者应当在医院进行心脏康复评估，尤其是心肌梗死后的患者，根据心功能情况完成心肺运动试验、平板运动试验或 6 分钟步行试验等，来制订个体化的运动方案。有条件的患者也可以在医院的康复中心进行康复训练。

建议病情稳定的患者出院后每日进行 30～60 分钟中等强度有氧运动（如快步走等），每周至少 5 天，并逐渐增加抗阻训练（传统的抗阻力训练有俯卧撑、哑铃等）。关于运动强度的控制问题，准确的办法是根据心脏负荷试验的结果来确定，但对于多数没有心肌梗死病史且心功能正常的患者来说，最简单粗略的估计就是目标心率：①心率控制在(170－年龄)次/分。②静息心率（清醒不活动的安静状态下每分钟心跳的次数，正常人为 60～100 次/分）基础上增加 20～30 次/分。运动的原则是安全第一、循序渐进，同时患者要坚持合理药物治疗，改变不良生活方式，合理饮食。

简而言之，支架手术的目的就是让患者恢复正常的运动能力。为了实现这一目标，需要根据患者的心功能状况，制订个体化的运动康复方案。

三

先天性心脏病篇

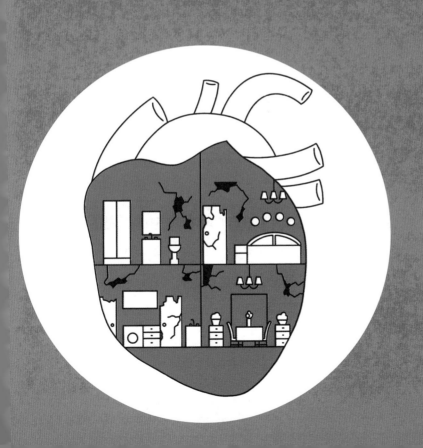

50. 什么是先天性心脏病?

答：先天性心脏病（congenital heart disease，CHD）是指胚胎发育早期（孕 8～12 周）心脏大血管发育异常或形成障碍，或胎儿出生后应关闭的通道未能正常闭合而引起的心脏及大血管的局部解剖结构异常，是小儿最常见的心脏病。中国每年大约有 15 万新生婴儿患有各种类型的先天性心脏病。

51. 先天性心脏病有哪些早期的症状?

答：轻症先天性心脏病可无明显症状，需要平时注意观察，常见症状如下。

❶ 青紫：青紫是青紫型先天性心脏病（大血管错位、法洛四联症）的突出表现。可于出生后持续存在或者 3～4 个月逐渐明显，在口唇、鼻尖、指甲出现青紫；而潜伏青紫型先天性心脏病（室间隔缺损、房间隔缺损、动脉导管未闭）平时无青紫，只在活动、哭闹、屏气或肺炎时出现青紫。

❷ 心脏杂音：多数先天性心脏病心前区都有响亮粗糙的杂音，可于就诊时被医生发现。

❸ 体力差：由心功能差、供血不足和缺氧所致，会出现活动后呼吸困难、气喘、胸闷、易疲劳、乏力。

❹ 易患呼吸道感染：多数先天性心脏病由于肺血增多，平时容易

患呼吸道感染。反复呼吸道感染又进一步会导致心力衰竭,两者互为因果,成为先天性心脏病的死亡原因。

❺ 发育差:先天性心脏病者多有发育迟缓。

❻ 其他:先天性心脏病若有左心房扩大或肺动脉压迫喉返神经,则哭声嘶哑、易气促、咳嗽等。心室增大会有心前区隆起,胸廓畸形;持续青紫会伴有杵状指。若发现有上述症状,应及时去医院就诊。

52. 产前筛查能够诊断胎儿的先天性心脏病吗?

答: 胎儿超声心动图是目前诊断先天性心脏病的最主要方法,胎儿心脏 MRI 在部分情况下可提供对超声心动图的补充信息。然而,由于先天性心脏病病种繁多,复杂畸形种类多,严重程度跨度大,且心

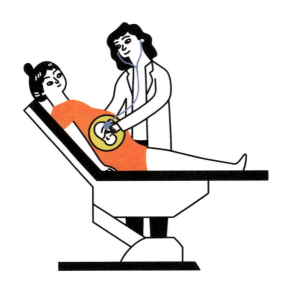

脏检查受胎儿胎龄、体位、检查条件等因素的影响,常不能明确诊断所有畸形。同时,超声检查医生的经验及对先天性心脏病的认识程度与产前先天性心脏病的检出率、诊断准确率密切相关。因此,经常规筛查发现疑似先天性心脏病时,应尽快转诊至专业人员进行详细而全面的胎儿超声心动图检查及胎儿心脏评估。

53. 先天性心脏病可以预防吗?

答: 一定程度上可以预防。

所谓的先天性心脏病是指患儿先天形成、出生时即存在的心脏和血管结构及功能上的异常,是指在胚胎发育时期受各种原因影响导致心脏血管组织发育异常的心血管畸形。

先天性心脏病的形成是多种易感因素共同作用的结果,主要可以分为三个方面的影响:内在因素即遗传因素;外在因素即环境因素包括感染、理化因素等;还有就是母体因素,高龄、孕期糖尿病等其他情况。

导致先天性心脏病形成的具体原因并不明确。所以,先天性心脏病的预防并不能做到针对性预防。世界卫生组织将先天性心脏病的预防工程分为三级。一级预防:孕期采取各种有效措施避免可能导致先天性心脏病的危险因素;二级预防:产前做好筛查,必要时选择终止妊娠,减少复杂危重先天性心脏病的发生;三级预防:对出生后的先天性心脏病患儿早期诊断、早期治疗,提高生存质量。

54. 怀疑先天性心脏病可以选择哪些检查方法诊断？

答： 怀疑先天性心脏病最常见的检查方法包括超声、心脏 CT 和 MRI、心脏导管检查、心脏造影等。

❶ 超声心动图：超声心动图是检查心脏和大血管解剖结构及功能状态的一种无创性检查技术。可在婴幼儿、孕妇胎儿时期进行。对心脏各腔室和血管大小进行定量测定，用以诊断心脏解剖上的异常及其严重程度，是目前最常用的先天性心脏病的诊断方法之一，通过此方法可以确诊约 90％的先天性心脏病。

❷ 心脏 CT 和 MRI：心脏 CT 和 MRI 是无创性检查技术，两者对于心脏解剖结构的显示较超声有一定优势，且图像进行后处理重建后，方便医生从不同的角度去观察心脏的结构，对于复杂型心脏病（如法洛四联症、右心室双出口、完全性大动脉转位等）具有较高诊断价值，对于某些不能进行心导管检查的患儿，可以进行这两项无创检查。

❸ 心脏导管检查：心脏导管检查是一项有创性检查，是先天性心脏病进一步明确诊断和决定是否手术的一项重要检查方法。通过导管检查可以了解心腔及大血管不同部位的血氧含量和压力变化，更能精确判断有无异常分流及分流的具体部位。

❹ 心血管造影检查：心血管造影是一项有创性检查。一般来说，做完心脏导管检查后仍不能明确诊断而又需考虑手术治疗的患儿可考虑做心血管造影。具体的方式是将含碘对比剂通过心导管在机械

的高压下迅速地注入心脏或大血管,同时进行连续快速摄片或拍摄电影观察对比剂,所示心房、心室及大血管的形态大小位置以及有无异常通道或狭窄、闭锁不全等。

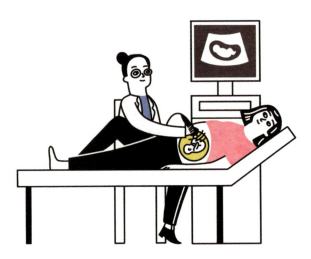

55. 心脏CT在先天性心脏病的评估中有哪些价值和优势?

答:心脏CT的临床应用价值主要在于形态学诊断心内外畸形,尤其在复杂先天性心脏病、心外大血管畸形诊断方面是其主要适应证,例如,法洛四联症、右心室双出口、完全性大动脉转位、肺静脉异位引流、冠状动脉异常等。

心脏CT的优势:一次扫描能全面、直观地展示心肺血管全貌,真实再现房室、心室大动脉连接关系、各房室、大动脉发育情况以及内脏和气道的异常。通过图像后处理[例如,容积再现(VR)、最大密度投影(MIP)、多平面重组(MPR)等］，可以任意角度显示心脏及周围结构，更可直观地显示血管及心房、心室的解剖形态、空间位置，可细致、完整地显示血管病变、体-肺侧支血管，并可在图像上进行准确的测量。图像信息可以反复查阅，为临床提供准确的术前和术后信息。

56. 小儿在进行心脏 CT 扫描时有哪些注意事项？

答：❶ 检查前排除相应禁忌证。

❷ 对于不合作的患儿给予水合氯醛、苯巴比妥或地西泮镇静，年龄大能配合的患儿训练屏气；肘正中或足背静脉放置留置针。

❸ CT 检查的一个主要问题是如何降低辐射剂量，尤其是患儿的机体器官正处于发育过程中，对辐射较敏感；且患儿体积质量小，有效辐射剂量高于成人，实施低剂量 CT 检查技术尤为重要。提倡合理使用个性化扫描方案，CT 图像在达到可诊断要求的前提下，减少对患儿 CT 检查的辐射剂量，可采用自动管电流调节技术，加大螺距及扫描层厚等方法减少辐射剂量。近年来，研发的一些重建算法，如迭代重建技术等亦可有效地降低辐射剂量，优化图像质量。

57. 先天性心脏病必须手术治疗吗？

答：先天性心脏病是指出生时就存在的心脏结构或功能异常。治疗方式取决于病情的严重程度和患儿的年龄、身体状况等因素，并非都需要手术治疗。

有小部分轻度的先天性心脏病可以不需要手术治疗,但需要定期随访和管理。常见的包括小的室间隔缺损、房间隔缺损,这种通常可以不需要手术治疗,因为它们通常会在成长中自行闭合。小的动脉导管未闭可以通过药物治疗进行管理,也不需要手术治疗。需要注意的是,以上是一般情况下轻度先天性心脏病的处理方式,每个患儿的情况都有所不同,需要医生进行个性化评估而给出治疗建议。

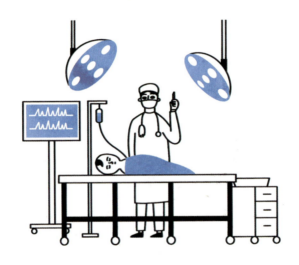

对于一些严重的先天性心脏病,例如室间隔缺损、法洛四联症等,手术治疗可能是必要的选择,以避免病情恶化,缓解症状和提高生存率。在手术治疗方面,随着医疗技术的不断发展,一些非开放性手术技术(如导管介入技术)已经得到广泛应用,以减少手术创伤和

提高手术成功率。

总之，治疗方法应根据患儿的具体情况而定，需要在医生的指导下进行决策。

58. 先天性心脏病不及时治疗有哪些后果？

答：先天性心脏病如果不及时进行治疗，会产生多种不良后果。

❶ 肺部感染反复发生。先天性心脏病患儿心脏功能受损时，造成肺部淤血、水肿，在此基础上，轻微的上呼吸道感染就很容易引起支气管炎或者肺炎，表现为咳嗽、气促。且肺部感染可导致心力衰竭，而这又会加大肺部感染的治疗难度，反复发作会导致患儿病危甚至死亡。

❷ 容易感染心内膜炎。心内膜长期受到血流的冲击，会造成心内膜粗糙，使血小板和纤维素聚集，形成赘生物，血液中的致病菌在赘生物生长繁殖，导致炎症。患儿会出现高热、心功能不全、肝脾大、贫血、败血症、肺栓塞、寒战、皮肤出血点等。

❸ 肺动脉压不断升高。肺动脉压不断升高会导致肺循环压力大于体循环压力，继而造成血流异常，因从右向左分流出现皮肤青紫，从而发展成不可逆肺动脉高压，即艾森曼格综合征，丧失手术机会。

❹ 心功能逐渐衰退。由于先天性心脏病患儿的心脏不能提供足够的血液，心脏会通过代偿机制以弥补心功能的不足，若不加以干预，出现代偿功能失衡，会使得心力衰竭进一步加重。此外，若先天

性心脏病不及时进行治疗还会出现发育迟缓、缺氧性损害、脑脓肿等严重的后果。

59. 听说介入也可以治疗先天性心脏病,效果和安全性如何?

答: 介入治疗可以治疗先天性心脏病。

介入治疗主要适用于动脉导管未闭、房间隔缺损及部分室间隔缺损不合并其他需手术矫正的畸形患儿。介入封堵术治疗先天性心脏病作为一种新技术与常规外科手术相比,具有成功率高、安全性大、严重并发症少且恢复快、中期随访效果好的优点,且创伤小,易于为患者所接受。采用介入封堵术治疗应明确手术适应证,严格选择病例,严格遵循治疗原则及操作规范,采取个体化的治疗方法,术后严密监测,可减少并发症的发生。

四

心律失常篇

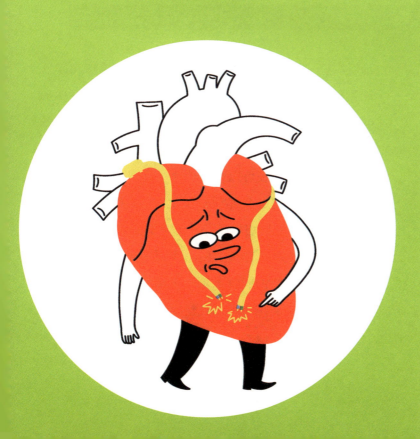

60. 什么是心律失常？

答：心脏的频率、节律、起源部位、传导速度与激动次序的异常称为心律失常。正常心律起源于窦房结，频率60～100次/分（成人）。窦房结冲动经正常房室传导系统顺序激动心房和心室，传导时间恒定（成人0.12～1.21秒），冲动经束支及分支以及浦肯野纤维到达心室肌的传导时间也恒定（<0.10秒）。当心律的起源和/或传导异常时就会出现心律失常。

61. 感觉到心慌，但检查时心电图正常该怎么办？

答：心电图反映的是一个完整的心脏心动周期的兴奋、传播和恢复的过程。一个完整的心电周期只需要0.6秒的时间，可以说是转瞬即逝，单次心电图捕捉到的心电异常情况其实是有限的，只能显示做检查当时的心电情况。如果检测时疾病恰巧没有发作，就有可能漏诊，因此一次心电图正常不代表可以高枕无忧。许多人出现阵发性心慌后，去医院做检查，发现心电图结果却是正常的，就是这个原因。为了便于更全面地了解心电活动情况，下一步可以做的检查包括长程心电监测，也就是我们熟知的动态心电图，可以连续记录患者24～72小时的心电图。当然，心慌的问题也不一定都是心律失常或者心肌缺血造成，有时候休息不足、剧烈运动、刺激性饮料摄入等情况也会引起心慌。

62. 什么是房颤?

答: 房颤是心房颤动的简称,是一种常见的室上性快速心律失常,指规则有序的心房电活动丧失,代之以快速无序的颤动波,是一种严重的心房电活动紊乱。房颤的心电图特征包括不规则的 RR 间期、没有明确重复的 P 波和不规则的心房激动。经体表心电图记录到房颤心电图或单导联心电记录装置记录到房颤心电图且持续大于 30 秒以上可以诊断为房颤。房颤包括阵发性、持续性、长程持续性及永久性房颤。

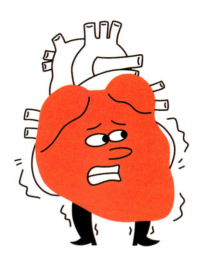

63. 心律失常是否都需要治疗?

答: 正常情况下,心脏按每分钟 60~100 次频率跳动。心律失常指的是心脏的不规则跳动,包括心跳快、心跳慢或者心律不齐。心律失常分为良性和恶性,大多数人出现的都是良性的心律失常,比如窦性心律不齐并非病理状态,一般不需要治疗,无须过分担心。期前收缩(又称早搏)也是常见的心律失常,如果频次过高,则需要找专科医生评估,决定是否需要药物、手术治疗。而恶性的心律失常主要是室性快速心律失常等,需要引起注意。

64. 我知道心跳过快是对健康有危害的,那么心跳过慢会影响健康吗?

答:心跳过缓如果是窦性心动过缓,没有其他不适并且心率不低于50次/分,且活动后心率可以达到90次/分以上,一般不需要治疗。病理性心动过缓且心跳低于40次/分,这个时候是需要治疗的,甚至在出现停搏和晕厥时候要进行心脏起搏器植入治疗。其实心跳是快还是慢,与个人体质也有关系,一般情况下对于健康成年人而言,心率处于正常范围也就是60～100次/分。但是对于高血压、冠心病、心力衰竭等患者而言,把心率控制在65次/分左右有助于控制疾病,所以换句话来讲,心率过快、过慢都会容易损伤身体。

65. 心律失常应该如何治疗?

答:心律失常的治疗绝大多数依靠药物,常用药物有四类。①钠离子通道阻滞剂:常用的有奎尼丁、普鲁卡因胺等。②β受体阻滞剂:常用的有普萘洛尔、美托洛尔、比索洛尔等。③钾离子通道阻滞剂:常用的有胺碘酮、索他洛尔等。④钙离子通道阻滞剂:常用的有维拉帕米、地尔硫䓬等。其他治疗方法还包括手术治疗,如内科的介入治疗,安装起搏器、心脏电复律与导管射频消融术(室上性心动过速、室性心动过速、房颤、早搏)等,具有创伤小、能根治、愈合快等特点;而外科治疗包括切除、离断参与异常传导的心肌组织等。所有的治疗方式均应该在医生的指导下进行。

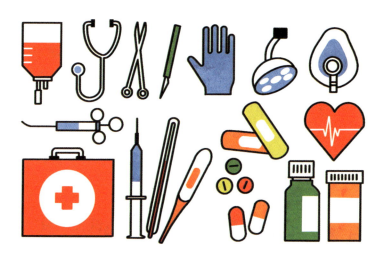

66. 房颤患者有哪些临床表现？

答：房颤常见的症状包括心悸、乏力、胸闷、运动耐力下降、活动后气促。心悸，也可以称之为心慌，就是自觉心跳很快、乱跳，也有人形容为心脏仿佛要跳到"嗓子眼里"。乏力和运动耐力下降可表现为原来走几里路都不休息，现在走一会就觉得劳累、喘气；原来可以一口气上四五层楼，现在上一两层楼都感觉吃力。胸闷则可能觉得胸部被箍得紧紧的，或者被压了一块大石头；严重的会感觉到胸部疼痛。当患者合并有严重器质性心脏疾病时，则对心功能影响更大，常可能诱发心绞痛或者心力衰竭。房颤引起快慢综合征还可导致脑供血不足和发生黑矇、晕厥。房颤并发左心房附壁血栓脱落可引起动脉栓塞，其中脑栓塞最为常见，是致残、致死的重要原因，如出现头晕、头痛、语言及肢体活动障碍等神经系统症状时要高度怀疑脑栓塞。突发腹痛要排除肠系膜动脉栓塞，出现下肢痛、间歇性跛行要考虑下肢动脉栓塞。还有患者会表现为痴呆、睡眠障碍、多尿、尿频等，一些患者完全无症状，或者部分患者直接以脑卒中作为首次发作的表现，因此房颤被称为"隐形的杀手"。总之，房颤非常狡猾，在生活中需要时刻留意。

67. 很多人有心慌的征兆，什么时候可以继续观察，什么时候需要去医院检查？

答：一看发作诱因：如果心慌是在情绪激动、剧烈运动、大量饮酒、饮茶、喝咖啡之后出现，则可能属于正常生理反应。去除上述诱因后，症状如果自行缓解，就不必着急赶去医院。二看频发或偶发：心慌发作的频率与其病理性与否密切相关。若偶发，最可能是生理性的；若频发，就需要高度重视，及早就医。三看伴发症状：若心慌时测量脉搏很快（＞130次/分）或很慢（＜45次/分），同时伴有头晕、胸闷、胸痛、黑矇、气短、晕厥、呼吸困难等症状，应立即就医。四看既往病史和原发病：如果曾经患有心律失常等心脏疾病，譬如房颤等，再发心慌时必须引起重视，通过测量脉搏次数及节律，初步判断病情是否再发。

68. 房颤可以选择哪些检查方法诊断？

答： 房颤的诊断需心电图或其他心电记录提供依据。重复每日心电图检查，可以提高无症状阵发性房颤的检出率。动态心电图有助于发现短阵房颤及无症状性房颤，并对房颤的负荷进行评估。具有心房起搏功能的起搏器或植入型心律转复除颤器可进行持续的心房节律监测，能检出患者的心房高频事件、房颤负荷和无症状性房颤等。当房颤是由房室结折返性心动过速、旁路相关的房室折返或房性早搏（简称房早）诱发时，心脏电生理检查有助于明确上述诱因。目前，还有一些带有心电监测功能的智能手机、手表、血压计可用于识别无症状性房颤。新型监测手段可以用于房颤筛查和诊断，还可评估房颤负荷、房颤发作时心率、血压甚至血氧饱和度等情况，为临床提供依据。

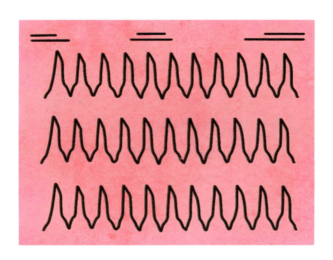

69. 房颤患者可以做心脏 CT 检查吗？心脏 CT 检查在房颤患者的评估中有哪些价值和优势？

答：可以。

房颤的患者可以做心脏 CT 检查，房颤并不是行心脏 CT 检查的禁忌证，但需要在医生的指导下进行。

随着多层螺旋 CT 技术的飞速发展，其具有较高的空间分辨率，快速的多层容积扫描方式，完善的三维重建功能及图像后处理能力。心脏 CT 成像可观察整体心脏结构的相关性，明确心房、心耳的大小、形态，与肺静脉的解剖关系等，对指导房颤的消融治疗有重要意义。

70. 房颤对身体的危害有多大？

答：房颤对身体的危害较大。

房颤易使心房内形成血栓，血栓脱落可以导致缺血性脑卒中、外周动脉血栓栓塞等疾病；长期和频繁的房颤会导致心脏负荷加重，加速心力衰竭的发展；也可导致冠状动脉供血不足，使心肌缺血、缺氧，最终发生心肌梗塞；并且在有呼吸道疾病的情况下，房颤所带来的风险更高。总之，房颤会对心脑血管系统和呼吸系统造成不小的伤害，甚至导致患者死亡。

尽管房颤患者的治疗管理方面取得了良好的进展，但房颤仍然是导致缺血性脑卒中、心力衰竭的主要原因之一，有很高的致残率、致死率,造成医疗负担。

71. 房颤患者有哪些治疗方法?

答:房颤治疗方法因患者的具体情况而异。对于症状轻微的房颤患者,不需要进行药物治疗,而是通过改变生活方式降低风险因素。对于症状明显或心功能受损的患者,主要包括药物治疗和非药物治疗。

药物治疗是治疗房颤的重要方法之一,药物能恢复和维持窦性心律,控制心室率以及预防血栓栓塞并发症。由于个体差异大,用药不存在绝对的最好、最快、最有效,除常用非处方药以外,应在医生指导下充分结合个人情况选择最合适的药物。

房颤的非药物治疗包括电复律、射频消融治疗和外科手术治疗。电复律是治疗房颤的物理疗法,是通过除颤仪发放电流,重新恢复窦性心律的方法,通常仅用于房颤发作伴血流动力学不稳定的情况。射频消融治疗适用于绝大多数房颤患者,其优势包括创伤小、无痛、患者易于接受等。外科手术目前主要用于因其他心脏病需要行心脏手术治疗的房颤患者。总之,房颤的治疗需要个性化,应该根据患者的具体情况选择最合适的治疗方法,以达到控制房颤、改善心脏功能和预防并发症的目的。

72. 如何预防房颤患者的并发症?

答:积极治疗,避免诱因。

房颤患者饮食起居要有规律,应避免熬夜和劳累,避免含有咖啡因的食物,也要避免吸烟、酗酒等,谨慎使用非处方药物,日常的生活中一定要保持心态的平和,尽量避免大幅度情绪波动。此外,房颤患者还应该控制其他基础疾病,尤其是高血压和糖尿病。

房颤如果没有得到有效的治疗容易引起并发症,由于房颤患者心功能下降,易合并心力衰竭。此外,反复发作的房颤易在心房内形成血栓,造成缺血性脑卒中。因此,积极针对房颤来进行相应的治疗才能有效地避免并发症,进而改善患者的临床症状,防止疾病进一步的发展。

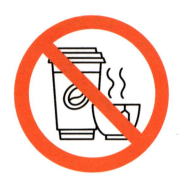

73. 我得房颤 20 年了,最近感觉没力气、胃口不好、肚子也变大了,是怎么回事?

答: 可能是由于房颤导致的心力衰竭。

房颤中有一部分的患者,如果长期得不到良好的治疗,会导致心功能逐渐下降,从而引起心力衰竭。

心力衰竭和房颤常同时存在并形成恶性循环。心力衰竭的临床主要表现为劳力性呼吸困难及夜间阵发性呼吸困难、乏力和水肿。心力衰竭后心脏排血量不能满足全身组织基本代谢需求,会导致没有力气、活动受限,并且由于体循环淤血,可能导致体液渗出到血管外,渗入组织中,引起胃肠道淤血,导致胃口不好,肚子变大,严重的患者甚至会出现腹腔积液。

74. 我以前没什么病,但是最近脚肿了,还有呼吸困难,去医院体检发现心脏扩大了,我得什么病啦?

答:可能是心力衰竭。如果曾经得过心脏病,包括冠心病、心肌梗死、房颤、心脏瓣膜病、心肌病等疾病,并出现气喘、呼吸困难、胸闷、乏力、胃口差、下肢肿、肚子突然变大、咳嗽、咳痰等情况,需要考虑心力衰竭的可能。

75. 房颤患者为什么要做经食管超声检查?

答:房颤射频消融手术是在左心房内进行,而房颤患者很容易在左心房形成血栓。如果手术过程中或手术后,血栓很可能会脱落被血液循环带向其他地方造成栓塞(如脑动脉、冠状动脉、腹部的动脉、四肢的动脉等)。食管位于左心房后面,绝大部分人的食管与左心房后壁都有接触。通过食管置入超声探头,就能很直观的从左心房后面看到心房里面的结构,能够看清心房、心耳内有无血栓。

而常规的经胸心脏超声需要穿过皮肤、肌肉、骨骼、肺等组织去探查心脏,很难分辨清楚心房内有无血栓。

五

心力衰竭篇

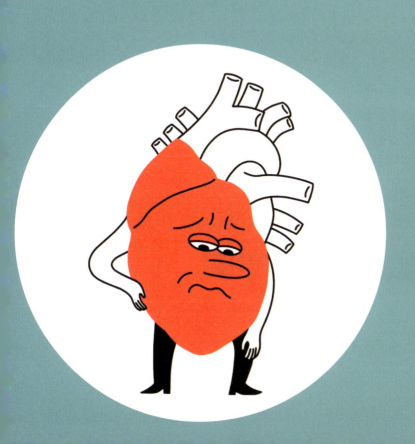

76. 什么是心力衰竭？

答：心力衰竭是指由于任何心脏功能或结构异常导致心脏收缩/舒张功能障碍，从而导致一系列症状的临床综合征。简单地说，心脏就是身体里的一台水泵，把水（血液）抽上来以后再泵到全身，保证身体能获得足够的能量。而一旦这个水泵无法把水抽上来，或者没法把水泵出去，那么身体就会缺血缺氧，出现不舒服，就叫做心力衰竭。

77. 心力衰竭的常见原因有哪些？

答：常见的心力衰竭病因主要有冠心病、心肌梗死、心肌病、心肌炎以及糖尿病、甲状腺功能亢进或减退、心肌淀粉样变性等心肌代谢障碍性疾病、高血压、肺动脉高压、主动脉瓣狭窄、肺动脉瓣狭窄、先天性心脏病和慢性贫血等。

在此基础上，合并感染、心律失常、妊娠、分娩、输液过多过快、摄入钠盐过多、洋地黄中毒、使用利尿剂、过度的体力活动和情绪激动等诱因时易出现心力衰竭。

78. 什么是纽约心功能分级？

答：纽约心功能分级根据患者胜任体力活动的能力，结合临床表现，一般将心功能分为四级。一级是指患者日常活动没有任何症状，和正常人没有任何差异;二级是指轻微的日常活动没有任何症状,比如日常生活自理、轻微的工作、一般的家务劳动等都没有问题,但在中等体力活动后会出现气促、心慌;三级是指日常轻微活动就能引起气促、心慌的症状;四级是指在休息的状态下,患者也感到胸闷、气短,需要马上采取紧急医疗措施,才能缓解症状。

79. 怀疑心力衰竭可以选择哪些检查方法诊断?

答: 首先,根据病史、体格检查、心电图、胸片判断有无心力衰竭的可能性;然后,通过脑钠肽(brain natriuretic peptides,BNP)检测和超声心动图,明确是否存在心力衰竭,再进一步做其他检查确定心力衰竭的病因,评估病情的严重程度。

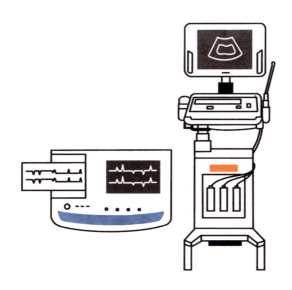

80. 脑钠肽在心力衰竭诊断中有哪些作用？

答：脑钠肽是反映心肌容量负荷最经典的标志物，反映室壁压力变化情况。脑钠肽由心室肌细胞分泌后入血，作为心力衰竭的生物标志物，可用于心力衰竭筛查、诊断和鉴别诊断、病情严重程度、预后及心力衰竭患者出院后的心血管事件风险评估。

81. 心力衰竭有哪些临床表现？

答：心力衰竭患者会出现以下临床表现。

❶ 呼吸短促。患者出现呼吸加快、呼吸浅，甚至呼吸困难，进行日常生活或体力劳作时更明显，如爬楼梯、步行、做家务等；部分患者即使在安静状态下也会出现气短、气不够用；甚至在睡觉时出现呼吸困难、憋醒，需要坐起来才能较好地呼吸。

❷ 疲劳感和虚弱。身体缺氧、睡眠障碍等导致心力衰竭患者感疲劳、虚弱。肌肉缺氧、代谢物堆积，会导致肌肉无力和疲劳。心力衰竭患者可能会因病情带来的生活不便、焦虑、抑郁等情绪问题，而感到疲劳和乏力。

❸ 下肢肿胀。心脏泵血功能减弱会导致体内液体潴留，静脉血回流入心脏减缓，静脉淤血，导致颜面、肢体水肿，尤其是重力作用下的下肢水肿更为明显。

❹ 心跳过快或不规则。患者本身的心脏病变如心肌缺血、心肌

炎、心脏瓣膜病、心肌病等引起心率快、心律不齐等症状。心力衰竭患者的神经内分泌系统常常处于失调状态,可能导致心率快、心律不齐等症状。

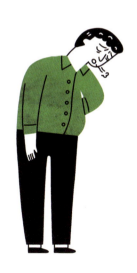

❺ 持续咳嗽或喘息,咳粉红色痰。心脏泵功能减弱,血液循环不畅,可能导致肺部堆积液体,引起肺水肿。肺水肿时,患者常常有喘息、咳嗽、咳出粉红色痰等症状。

❻ 腹部肿胀。液体潴留在腹部时,会导致腹部肿胀,甚至导致肝功能不全、腹腔积液。

❼ 恶心,食欲不振。心力衰竭患者因胃部液体潴留、药物不良反应、神经内分泌紊乱、疾病相关营养不良等因素可以导致恶心、食欲不振。

82. 我听说心力衰竭有急性和慢性,两者有什么不同?

答:根据心力衰竭发生的时间、速度分为慢性心力衰竭和急性心力衰竭,两者有以下不同。

❶ 病因不同。慢性心力衰竭是指在原有慢性心脏病(如高血压、

冠心病、心肌病、瓣膜病等)的基础上逐渐出现心力衰竭的症状和体征,是缓慢进展的过程。急性心力衰竭是因急性的严重心肌损害(如急性心肌梗死、重症心肌炎)或突然加重的心脏负荷(如急性高血压、心脏血容量突然加大)使原本心功能正常的心脏或处于疾病代偿期的心脏在短时间内发生衰竭或使慢性心力衰竭急剧恶化。

❷ 临床表现不同。慢性心力衰竭以乏力、气喘、心悸、头晕、恶心、呕吐、心律失常等为主要临床表现。急性心力衰竭可以出现胸痛、心律失常、呼吸急促、呼吸困难、脉搏弱、低血压、少尿等。当然两者的临床症状会出现一定的类似表现。

需要注意的是,急性心力衰竭和慢性心力衰竭是相对的,在一定条件下可以相互转化。多数急性心力衰竭患者经治疗后症状部分缓解,转为慢性心力衰竭,而慢性心力衰竭患者常因各种诱因急性加重需要住院治疗。

83. 心脏磁共振能够诊断心力衰竭吗?

答:心脏磁共振在心力衰竭病因分析、疗效评价、预后评估等方面具有优势。

❶ 心脏磁共振被认为是评估心脏结构和功能的"金标准"。相比于其他影像学方法(如心脏超声、CT、SPECT),心脏磁共振能更好地反映双心室结构、功能(如室壁厚度、心室容积、射血分数等),这将为临床评价患者心脏结构、心功能或治疗后心功能是否改善提供客观

定量指标。

❷ 心脏磁共振特有的心肌组织特征成像技术,可以协助医生找到导致心力衰竭的原因。心脏磁共振技术可以检测有无心肌水肿、心肌缺血、心肌坏死、心肌纤维化等心肌损伤。现有的心脏磁共振定量成像技术还可以量化心肌损伤的严重程度,医生可以依据心肌损伤的严重程度对患者预后做出评价,如治疗效果是否理想、可能因心脏病导致患者死亡的可能性等。

84. 心力衰竭的治疗方法有哪些?

答:心力衰竭的治疗方法如下。

❶ 药物治疗:包括利尿剂(如氢氯噻嗪)、血管紧张素转化酶抑制剂(ACEI,如培哚普利)、血管紧张素受体拮抗剂(ARB,如缬沙坦)、β受体阻滞剂等药物(如琥珀酸美托洛尔)、血管紧张素受体脑啡肽酶抑制剂(ARNI,如沙库巴曲缬沙坦钠),可以帮助心力衰竭患者减轻症状、改善心脏功能和预防并发症等。

❷ 心脏起搏器和除颤器:对于某些心力衰竭患者,安装心脏起搏器或除颤器可以帮助恢复心脏的正常节律,减轻症状、防止心源性猝死,提高生活质量。

❸ 手术治疗:对于某些原因引起的心力衰竭,如冠心病、瓣膜病等,经医生评估后需要进行手术治疗;对于部分心力衰竭晚期患者,可以评估行心脏移植的可行性。

❹ 改变生活方式:如戒烟、戒酒、控制饮食、适度锻炼等,可以有助于减轻症状、降低心脏负担和预防并发症。

❺ 心理治疗、营养支持和康复训练等综合干预在心力衰竭的治疗中也体现出优势,可以提高患者的心理和生理健康水平,促进康复和预防复发。

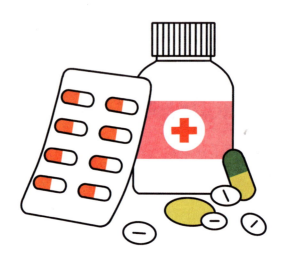

85. 影响心力衰竭预后的指标有哪些?

答:❶ 一般性指标:现有的研究表明,年龄越大、男性、血压水平越低、体质指数(BMI)越大、纽约心脏协会(NYHA)心功能分级越高,患者的预后会更差。

❷ 心电图及心功能指标:伴有心电图异常(如 QRS 波宽、QTc

间期、室性心律失常等)的患者预后更差;心脏房室明显扩大,左心室射血分数减低(<40%)患者预后不佳。

❸ 实验室指标:血清中肌酐、尿素氮、尿酸、血糖、脑钠肽、N末端脑钠肽前体(NT-proBNP)、肌钙蛋白、同型半胱氨酸(Hcy)、胱抑素C等浓度越高,心力衰竭患者的预后不佳。

❹ 心脏MRI指标:延迟强化的部位及分布类型(如心内膜下、心肌中层、心外膜下)可以提示心力衰竭的类型及可能导致心力衰竭的原因;延迟强化的严重程度是影响心力衰竭患者预后的重要指标,延迟强化越重,患者的预后越差。

❺ 并发症:心力衰竭患者如并发腹腔积液、心室内血栓形成、心源性猝死、心脏复搏、心肌梗死等预后越差。

86. 心力衰竭患者在生活中如何呵护自己?

答: ❶ 保持良好的心理状态:心力衰竭患者应该与医生充分沟通了解自己的病情,遵医嘱服药,定期医院复诊,并保持乐观积极的心态,积极面对生活,避免过度焦虑和紧张。

❷ 认真做好自我监测:掌握血压、心率的测量方法,每天监测血压、心率,并定时记录;如果伴有糖尿病的患者,还应定期检测血糖水平。

❸ 饮食调节:低脂、低盐饮食,戒烟、戒酒,多吃富含维生素的食物,少吃油腻食物。

❹ 适当运动：心力衰竭患者可以适当进行有氧运动，比如散步、慢跑等，以促进心脏功能的恢复。

❺ 预防感染：尽量不去人群密集的地方，做好个人卫生，保暖，保持生活环境的清洁。

❻ 家庭成员知晓病情：家人应知晓患者的病情，在生活中给予患者身心照顾、关怀，对上述要求进行督促，知道急救药物存贮地点及用法，有条件者可掌握心肺复苏方法。

87. 心脏射血分数正常就代表没有心力衰竭吗？应该如何精确诊断？

答：一般情况下，心力衰竭都有不同程度的心脏射血分数下降（＜50%），但有不少心力衰竭患者的射血分数是正常的。这类心脏射血分数正常的心力衰竭称为"射血分数保留的心力衰竭"。

那如何诊断这种类型的心力衰竭呢？心力衰竭的诊断依赖于病史、体检、实验室检查、心脏影像学检查和功能检查。首先，根据病史、体检、心电图、胸片判断有无心力衰竭的可能性；然后，通过利钠肽检测和超声心动图明确是否存在心力衰竭。在最新的国际指南中，对于射血分数正常的心力衰竭诊断需要有自发或可诱发左心室充盈压升高的证据来确认心力衰竭的诊断。可以通过无创（如脑钠肽、影像学舒张功能）或有创检查（如血流动力学测量）获得充盈压增加的证据。

六

心脏瓣膜病篇

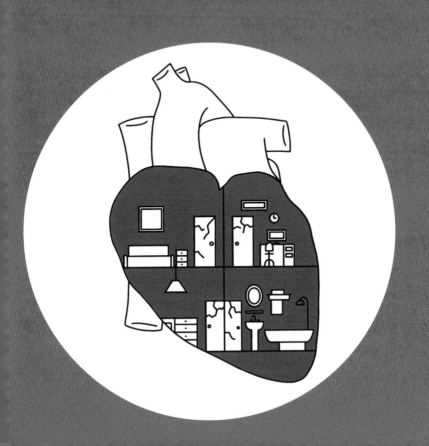

88. 什么是心脏瓣膜病？

答：首先需要认识下什么是心脏瓣膜。人体的心脏有 4 个腔，左心房、左心室和右心房、右心室。左、右心房分别和左、右心室相连，左心室与主动脉相连，右心室与肺动脉相连。血流由心房进入心室，再由心室进入两个大动脉。心脏瓣膜就生长在心房和心室之间、心室和大动脉之间，起到单向阀门的作用，保证血流单方向流动。人体心脏有 4 组瓣膜，左心房与左心室之间的瓣膜为二尖瓣，左心室与主动脉之间为主动脉瓣；右心房与右心室之间为三尖瓣，右心室与肺动脉之间为肺动脉瓣。

心脏瓣膜病就是指心脏瓣膜发生的病变，引起瓣膜粘连、钙化、狭窄、关闭不全、脱垂等，心脏瓣膜病可导致心功能不全。在我国，瓣膜病是一种常见的心脏病，其中以风湿热导致的瓣膜损害最为常见。随着人口老龄化加重，老年性退行性瓣膜病及冠心病、心肌梗死后引起的瓣膜病变也越来越常见。此外，先天性畸形、感染或创伤等也可以导致瓣膜病。心脏超声是判断有无瓣膜病及评价瓣膜病严重程度的首选影像学检查手段。

89. 老年人的心脏瓣膜会发生哪些改变？

答：随着年龄越来越大，老年人的心脏瓣膜可能会发生下述改变。

❶ 瓣膜钙化：瓣膜组织中钙盐的沉积，导致瓣膜变硬，失去弹性，严重时可能会影响心脏瓣膜的开放、关闭功能。

❷ 瓣膜增厚：随着年龄的增长，瓣膜细胞会增生、肥大，导致瓣膜

增厚,瓣膜的弹性也会下降,影响心脏瓣膜的开放、关闭功能。

❸ 瓣膜变形:长期的高血压、冠心病、心脏瓣膜病等疾病可能会导致瓣膜变形,影响瓣膜的开放、关闭功能。

上述瓣膜改变常常2~3个同时共存,如瓣膜增厚、钙化同时存在,这些瓣膜病理改变可导致瓣膜狭窄,血流排出受阻或/和关闭不全,血流反流,加重心脏负荷,导致心功能不全。因此,老年人体检应进行心脏超声检查,及时发现心脏瓣膜问题,及时就医、治疗。

90. 心脏瓣膜病的常见原因是什么?

答:心脏瓣膜病的常见原因包括先天性和获得性。其中先天性主要是先天畸形及发育异常,包括瓣膜缺如、狭窄、闭锁等,如先天性二尖瓣狭窄及关闭不全。获得性主要包括风湿性心瓣膜病,是链球菌感染后继发的自身免疫性疾病,可以引起瓣膜纤维化甚至钙化,如风湿热引起二尖瓣狭窄;退行性病变,多见于老年人,如老年退行性主动脉瓣钙化等;感染类如感染性心内膜炎,常见于细菌及真菌感染,可以引起瓣膜穿孔;其他原因还包括结缔组织病,如系统性红斑狼疮、创伤(如腱索断裂)、心肌缺血、肿瘤侵犯等。

91. 常见的心脏瓣膜病有哪些?

答:每个人的心脏都有4个小"阀门",分别是主动脉瓣、肺动脉瓣、二尖瓣、三尖瓣。"阀门"如果不能完全打开,就是瓣膜狭窄;"阀门"如果不能完全关闭,流出去的血液又倒流回来,就是瓣膜关闭不全。常见的心脏瓣膜病可以累及任何一个瓣膜,包括:①二尖瓣病变,二尖瓣狭窄、二尖瓣关闭不全;②主动脉瓣病变,主动脉瓣狭窄、主动脉瓣关闭不全;③三尖瓣病变,三尖瓣关闭不全、三尖瓣狭窄等;也可以同时累及两个及两个以上心脏瓣膜,又称多瓣膜病。

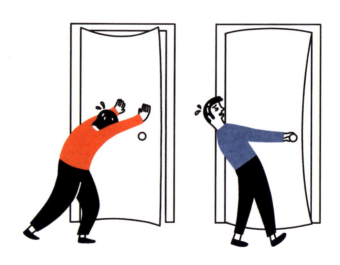

92. 我有糖尿病,该如何预防心脏瓣膜病的发生?

答:糖尿病是心脏病的危险因素。因此,预防心脏瓣膜病发生应该:①改善饮食,针对性的控制糖类的摄入;②积极治疗,严格控制血糖水平;③加强锻炼,增强自身免疫力,锻炼心肺功能。

93. 心脏瓣膜病可以选择哪些检查方法诊断？

答：常用的检查方法包括心脏彩超、心电图、心血管造影、X线胸片、心脏CT及心脏MRI检查等。

❶ 心脏彩超检查：日常最常见的是经胸心脏彩超，这是了解心脏结构的好帮手，可以快速、便捷诊断心脏瓣膜的狭窄及关闭不全程度。除此以外，还有经食管心脏彩超，可以用来帮助医生更精确对瓣膜修复可行性进行评估。

❷ 心电图检查：当患有心脏瓣膜病时，心电图会出现各种心律失常现象。

❸ 心血管造影检查：对于心脏彩超不易发现的心脏瓣膜病，可以通过造影检查明确诊断。

❹ X线胸片、心脏CT及心脏MRI：X线胸片检查是传统的诊断方法，可以初步评估患者心脏大小、主动脉弓形态和肺部淤血等情况；心脏CT及心脏MRI可进一步明确瓣膜情况。

94. 心脏超声在评估心脏瓣膜病中有哪些价值和优势？

答：心脏超声可以同时观察心脏的结构和评估功能。在检查的过程中既可以观察各瓣膜运动情况，评估有无瓣膜狭窄或关闭不全，心腔大小有无改变等；同时可以评估心脏的收缩及舒张功能。此外，心脏超声属于无创性检查。因此，它是最常用的检查，也是确诊心脏瓣膜病最可靠的方法。

95. 心脏磁共振在评估心脏瓣膜病中有哪些价值和优势？

答：心脏磁共振对心脏瓣膜形态、损害程度、术后随访和预后评估具有重要的指导价值。磁共振具有多方位成像和高信噪比的优势，通过合适的平面选择，可以在同一平面或不同平面内观察瓣叶、乳头肌以及腱索，可以对大血管、心室和瓣膜的形态功能做出准确的评估。心脏磁共振与经胸和经食管超声相比，不但有更大的视野，还可以在任意角度评估瓣膜狭窄所造成的高速血流。心脏磁共振可以通过多种方式在不引入对比剂和电离辐射的情况下计算患者瓣膜的反流量或峰值流速，其准确性和可重复性不亚于超声心动图，可以作为动态评估患者瓣膜损害的有效手段。此外，心脏 MRI 能准确的评估患者术后的心室结构功能和瓣膜反流情况，在患者术后随访和治疗决策中起到重要作用。

96. 风湿性心脏瓣膜病会遗传吗？

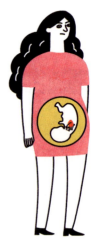

答：风湿性心脏瓣膜病不属于遗传性疾病，没有明确的遗传倾向。风湿性心脏瓣膜病是由于风湿热造成，多发生于人体抵抗力较低时，是由于反复感染 α 型溶血性链球菌，心脏瓣膜受累而造成的病变，与遗传因素无关，所

以风湿性心脏瓣膜病不会遗传。

97. 心脏瓣膜病是不是必须进行手术治疗？

答：因人而异，因病情而异。对于轻度的心脏瓣膜病患者，部分患者终身不需要手术治疗。对于检查发现心脏功能出现比较严重受损，即使身体没有明显的不良反应或者严重合并症的情况下，应选择手术。而对于有明显症状的患者更应该采取手术治疗。因为，心脏瓣膜狭窄或关闭不全会影响心脏功能和心脏泵血能力，引起人体劳动耐力减退。当出现明显症状时，则提示这个时期心脏度过了代偿期而进入了失代偿期（心力衰竭），所以应尽早手术，以免失去手术机会。心脏瓣膜病手术的时机非常重要，是不是需要做手术、在什么时间做手术，一定要和医生讨论决定。

98. 心脏瓣膜病的手术应选择瓣膜修复成形手术，还是人工瓣膜置换手术？

答：心脏瓣膜修复成形手术是在保留原有瓣膜结构基础上修复损伤的瓣膜或瓣环的解剖结构，使得瓣膜能够正常的开放和关闭，从而改善和恢复瓣膜以及心脏的正常功能。心脏瓣膜置换手术又称换瓣，是使用合成材料制成的人工机械瓣膜或人工生物瓣膜替换损伤瓣膜的手术。心脏瓣膜病的手术是选择瓣膜修复还是换瓣，是根据瓣膜病变轻重情况来决定。瓣膜成形术通常用于瓣膜轻微的狭窄或关闭不全,而瓣膜置换术适用于严重的瓣膜关闭不全或狭窄,如风湿性心脏瓣膜病。简言之,瓣膜修复具有重大价值,可以考虑瓣膜修复成形手术。如果瓣膜损伤严重无法修补,则考虑人工瓣膜置换术。

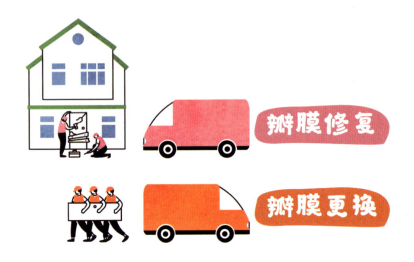

99. 需要换瓣手术时,应选择置换人工生物瓣膜,还是人工金属(机械)瓣膜?

答:人工生物瓣是指应用其他动物身体上的材料,经过加工处理制成的人工心脏瓣膜。最常用的生物材料有牛心包瓣和猪的主动脉瓣两种,两种瓣膜的使用寿命基本没有差别。人工金属(机械)瓣是用非金属材料和金属材料制成的人工瓣膜,多数机械瓣均是用热解碳材料制成,强度和耐磨性相当于金刚石,因而非常结实耐用。

❶ 以下患者适用生物瓣：

1）因生活方式原因，不愿终身抗凝的患者。

2）孕期或有怀孕计划的育龄女性。

3）活动量较大，且不能坚持定期血液检查的患者。

4）对生活质量要求较高，不愿在饮食、服药和运动方面受到限制的患者。

5）对于因出血史、受伤风险增高无法进行抗凝的患者，这是一个重要的考虑因素。

6）患者60岁以上建议使用生物瓣，目前的新指南已建议50岁以上的患者可考虑生物瓣。

❷ 以下患者适用机械瓣：

1）60岁以下，无抗凝禁忌证的年轻患者，特别是术前持续房颤和多瓣膜病变患者。

2）不适合植入生物瓣患者。如主动脉根部细小的患者，或者左心室较小，左心室流出道不宽，这种情况下二尖瓣位置植入生物瓣常常导致左心室流出道继发狭窄，因而支持使用机械瓣膜。

但是人工生物瓣膜和人工金属（机械）瓣膜的应用不是绝对的，可以根据患者自身情况，通过与医生深入交流确定。

100. 现在很多疾病都可以选择微创手术治疗，心脏瓣膜病有没有微创手术呢？

答：有，随着医学技术的发展，心脏瓣膜的手术可以通过微创的办法进行手术修复或置换。目前，心脏瓣膜病微创手术有：经导管主动脉瓣置换术、经导管二尖瓣修复/置换术、经导管三尖瓣置换术、小切口心脏瓣膜手术、胸腔镜瓣膜手术及机器人辅助微创心脏手术等。心脏瓣膜病微创手术，可保护胸廓的完整性、减少身体创伤、降低手术并发症、促进术后恢复，并顺应美观要求。

七

心脏肿瘤篇

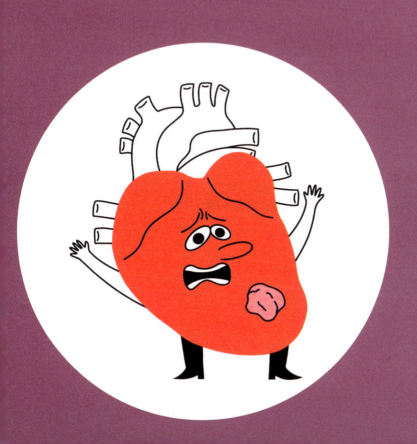

101. 心脏会长肿瘤吗?

答: 心脏肿瘤是指发生在心脏组织的肿瘤,或者由其他部位的恶性肿瘤转移到心脏的一种疾病。心脏肿瘤在临床属于一种极为罕见的疾病,相关研究显示该疾病临床发病率为 0.001%~0.028%。

102. 心脏肿瘤是良性的还是恶性的?如何鉴别?

答: 心脏肿瘤根据最初发病的部位,可分为原发性和继发性(转移性)肿瘤;根据肿瘤的生长速度、有无包膜以及组织和细胞形态,又可将心脏肿瘤分为良性肿瘤和恶性肿瘤。其中原发性心脏肿瘤中约 3/4 为良性(多为黏液瘤和脂肪瘤)、1/4 为恶性(多为肉瘤,如血管肉瘤、脂肪肉瘤、横纹肌肉瘤等),大多数可手术治疗;而继发性肿瘤恶性的概率是原发性的 20~30 倍(以转移瘤最常见),大约 18% 的晚期肿瘤患者可发生心脏转移,除中枢神经系统的肿瘤未被证实心脏转移外,其他部位的恶性肿瘤均可发生心脏转移,以肺癌、乳腺癌、食管癌心脏转移最为常见。

因为心脏肿瘤发生在患者心脏位置,所以不管是良性还是恶性都会严重影响患者生命安全,预后较差,临床需要做到早发现、早治疗,减少疾病带给患者的危害。临床上可以通过各种辅助检查,比如 CT 扫描、MRI 或 PET 扫描鉴别或诊断心脏肿瘤的良恶性程度。

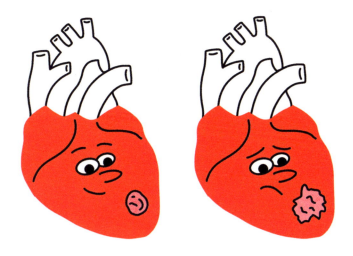

103. 心脏肿瘤会有哪些症状？

答：许多有心脏肿瘤的患者无症状。对于确实有症状的那些患者，表现也是多样且非特异性的。患者临床症状主要取决于瘤体的部位、大小、生长速度、脆性和侵袭性，体积大的肿瘤可能无明显症状，而位于重要解剖部位的小肿瘤可能会引起严重的临床后果。

位于左心房的肿物，尤其是可活动或带蒂的肿瘤，可引起血栓栓塞，左心室壁内肿瘤，可缺乏临床症状或者多种临床症状，若肿瘤突入心腔内，可引起血流动力学障碍。右心肿瘤可引起房室间血流梗阻或流出道梗阻，进而导致右心衰竭，表现为肢体末端水肿、肝大、猝死。

104. 如果怀疑得了心脏肿瘤，该进行何种检查以确诊？

答：若怀疑存在心脏肿瘤，可通过影像学检查来确定是否有包块存在以及肿瘤在心脏内的位置，最常通过超声心动图（心脏超声）诊断，除此之外，使用 CT、MRI 或 PET 扫描等其他非侵入性成像技术可能有助于更好地鉴别或诊断心脏肿瘤的良恶性程度。当肿瘤发生于或侵犯心外膜表面时，需要术前行冠脉造影来明确冠脉变形情况并确定肿瘤的冠脉血供。

105. 心脏肿瘤有多种影像学检查方法，包括心脏彩超、CT 和 MRI 等，应该如何选择？

答：在以往原发性心脏肿瘤诊断中多采取超声心动图，但是其空间分辨力不高，而且软组织分辨能力也比较低，检查结果容易受到检查者的影响，当前多作为一种心脏肿瘤疾病筛查方法。

心脏 CT 能够实现快速诊断，空间分辨力更高，能够比较清晰显示纵隔、大血管等情况，另外对组织分辨能力也比较强，尤其是心包积液、钙化等比较敏感。此外，CT 不仅能够清晰显示肿瘤的位置、大小等，同时也能够显示肿瘤与周围结构的关系。MRI 诊断对软组织有很高的分辨能力，属于组织特异性最高的诊断方法，对组织积血、纤维化等均具有良好的分辨能力，在临床使用中也比较方便。除此之外，核医学检查，如 ^{18}F–FDG PET/CT 显像，通常作为常规影像的补充方法，也用于肿瘤的早期诊断与鉴别诊断、术前分期、预后评估、疗效评价及检出残余或复发病灶等。

106. 心脏肿瘤的治疗手段有哪些?

答：心脏肿瘤的治疗选择因肿瘤类型而异。

❶ 良性心脏肿瘤。单发的、小的、良性的心脏肿瘤一般可以通过外科手术或介入手术进行摘除，通常可以达到治愈，如心房黏液瘤、心外膜脂肪瘤等。但对于较大的良性心脏肿瘤是要看具体情况的。①肿瘤体积大且明显阻碍血流，可以进行外科手术来改善心脏功能，如对于新生儿和儿童，纤维瘤如果没有累及室间隔，则可以被成功切除。②但如果心肌大部分被侵犯、浸润，手术则不可行。如纤维瘤累及室壁，影响心脏的电传导系统，不能外科手术切除，预后也较差，心脏移植可能是唯一方法。

❷ 恶性心脏肿瘤。原发性恶性肿瘤一般需要借助化疗或放疗以延缓疾病进展，或缩小病变范围，再进行二次评估。而转移性癌症的治疗取决于癌症的原发器官和病理类型，可能会进行放、化疗或手术切除肿瘤。有时肿瘤产生的分泌物、渗出会造成心包积液，甚至心包填塞，这时可以使用针送入心脏和心包之间的空间（心包腔）将积液抽出以缓解症状，或将药物注入心包腔来减慢肿瘤生长或防止液体再次积聚。

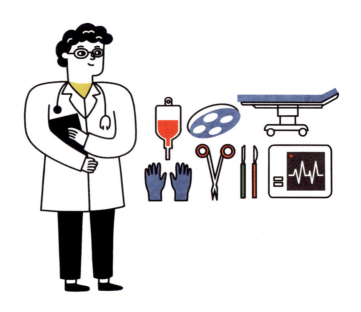

107. 心脏肿瘤会复发吗？

答：会的。

心脏肿瘤的预后取决于肿瘤的病理类型及侵及范围。良性心脏肿瘤只要能够切除，预后良好，肿瘤复发率较低。但对于恶性心脏肿瘤，由于其迅速浸润心肌的特点，导致心腔阻塞并产生侵犯或转移，其预后不佳。如肉瘤作为最常见的恶性肿瘤，治疗效果不佳，复发率高；心脏的转移瘤也是高复发的肿瘤。

108. 肺癌、乳腺癌等恶性肿瘤会转移到心脏吗？

答：会的。

其实心脏转移瘤比原发性肿瘤更常见，这种继发性心脏肿瘤比原发性心脏肿瘤常见20~40倍，任何恶性肿瘤都有可能转移至心脏。原发性肿瘤发生心脏转移的概率从高到低分别是肺癌、淋巴瘤、乳腺癌、白血病、胃癌、恶性黑色素瘤、肝癌、结肠癌等。转移途径可以是直接侵犯、血行播散及淋巴道转移，其中淋巴道转移更常见。如乳腺癌或肺癌，通过淋巴细胞扩散；淋巴瘤、白血病和黑色素瘤，则通过血源途径扩散；下腔静脉可携带来自腹部肿瘤的肿瘤细胞，如肾癌和肝细胞癌。这些转移的临床表现和处理取决于肿块的位置、大小和解剖病理特征。由于常见转移部位为心包、心外膜和心肌，大多数情况下表现为心包积液或心包填塞。总之，寻找原发灶是确定心脏转移瘤的重要依据，结合原发性肿瘤特征和既往病史有助于诊断转移性心脏肿瘤。

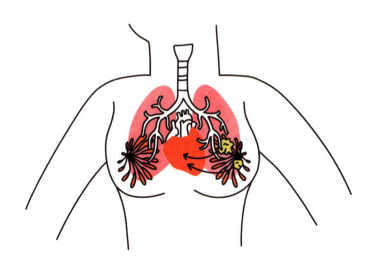

主要参考文献

1. 中华医学会心血管病学分会,中国康复医学会心脏预防与康复专业委员会,中国老年学和老年医学会心脏专业委员会,等. 中国心血管病一级预防指南基层版[J]. 中华心血管病杂志,2023,51(04):343-363.
2. 中华医学会心血管病学分会. 冠状动脉微血管疾病诊断和治疗中国专家共识(2023版)[J]. 中华心血管病杂志,2024,52(05):460-492.
3. 《中成药治疗优势病种临床应用指南》标准化项目组. 中成药治疗冠心病临床应用指南(2020年)[J]. 中国中西医结合杂志,2021,41(4):27.
4. AMERICAN HEART ASSOCIATION CARDIOVASCULAR DISEASE AND STROKE IN WOMEN AND UNDERREPRESENTED POPULATIONS COMMITTEE OF THE COUNCIL ON CLINICAL CARDIOLOGY, COUNCIL ON CARDIOVASCULAR AND STROKE NURSING, COUNCIL ON HYPERTENSION, et al. Cardiovascular disease risk factors in women: the impact of race and ethnicity: a scientific statement from the American Heart Association [J]. Circulation,2023,147(19):1471-1487.

5. ARNETT D K, BLUMENTHAL R S, ALBERT M A, et al. 2019 ACC/AHA guideline on the primary prevention of cardiovascular disease: executive summary: a report of the American College of Cardiology/American Heart Association task force on clinical practice guidelines[J]. J Am Coll Cardiol, 2019, 74(10): 1376-1414.

6. PERRY A S, DOOLEY E E, MASTER H, et al. Physical activity over the lifecourse and cardiovascular disease[J]. Circ Res, 2023, 132(12): 1725-1740.

7. WRITING COMMITTEE, LLOYD-JONES D M, MORRIS P B, et al. 2022 ACC expert consensus decision pathway on the role of nonstatin therapies for LDL-Cholesterol lowering in the management of atherosclerotic cardiovascular disease risk: a report of the American college of cardiology solution set oversight committee[J]. J Am Coll Cardiol, 2022, 80(14): 1366-1418.

8. ZHAO D, LIU J, WANG M, et al. Epidemiology of cardiovascular disease in China: current features and implications[J]. Nat Rev Cardiol, 2019, 16(4): 203-212.

图书在版编目(CIP)数据

心血管疾病科普问答/范丽主编. —上海：复旦大学出版社,2024.10
(胸部重大慢病科普丛书)
ISBN 978-7-309-17156-3

Ⅰ.①心… Ⅱ.①范… Ⅲ.①心脏血管疾病-防治-问题解答 Ⅳ.①R54-44

中国国家版本馆 CIP 数据核字(2023)第 251885 号

心血管疾病科普问答
范　丽　主编
责任编辑/王　瀛

复旦大学出版社有限公司出版发行
上海市国权路 579 号　邮编：200433
网址：fupnet@fudanpress.com　http://www.fudanpress.com
门市零售：86-21-65102580　团体订购：86-21-65104505
出版部电话：86-21-65642845
上海盛通时代印刷有限公司

开本 890 毫米×1240 毫米　1/32　印张 3.25　字数 72 千字
2024 年 10 月第 1 版
2024 年 10 月第 1 版第 1 次印刷

ISBN 978-7-309-17156-3/R·2067
定价：68.00 元

如有印装质量问题，请向复旦大学出版社有限公司出版部调换。
版权所有　侵权必究